满江 易磊 ◎ 主编

民间秘方

MINJIAN MIFANG

青岛出版集团 | 青岛出版社

图书在版编目（CIP）数据

民间秘方/ 满江，易磊 主编. -- 青岛 :青岛出版社, 2014.9

ISBN 978-7-5552-0797-9

Ⅰ. ①民… Ⅱ. ①满… ②易… Ⅲ. ①秘方－汇编 Ⅳ. ①R289.5

中国版本图书馆CIP数据核字(2014)第127521号

《民间秘方》编委名单

主　编	满 江 易 磊					
编　委	王国防	王雷防	王 振	王秋红	王永华	王晓雅	王达亮
	土晓明	牛林敬	牛民强	勾秀红	勾彦康	兰翠萍	田建华
	田朋霞	石永青	李志锋	李国霞	李 婷	刘书娟	戎新宇
	宋晓霞	宋璐璐	张金萍	杨同英	杨亚菲	陈永超	郑德明
	呼宏伟	殷海敬	夏晓玲	梁 琳	康杜鹃	董云霞	

书　名	民间秘方
主　编	满 江 易 磊
出版发行	青岛出版社
社　址	青岛市海尔路182号（266061）
本社网址	http://www.qdpub.com
邮购电话	0532-68068091
责任编辑	袁 贞
装帧设计	潘 婷
印　刷	德富泰（唐山）印务有限公司
出版日期	2014年9月第1版　2022年3月第2版第2次印刷
开　本	16开（710mm×1000mm）
印　张	15
书　号	ISBN 978-7-5552-0797-9
定　价	29.80元

编校印装质量、盗版监督免费服务电话：4006532017　0531-68068050

本书建议陈列类别：医疗保健类

前 言 ......

　　利用纯天然的食材、中草药防治疾病是当今较为安全健康的治病良法。中医秘方就是这样一种治病良方。中医秘方是中国医药学的重要组成部分，是指不外传的灵验秘密药方。中医秘方以药源易得、使用方便、价格低廉、疗效显著、易学易用易推广的特点，代代相传，经久不衰，非常适合老百姓自我治病和保健。

　　中医秘方不但能够治疗各种小病、大病、疑难杂症，在关键时刻还能救急保命。为使中国医药学在现代社会发挥其功用，给广大患者解除身心之患，我们特组织相关人员汇集编写了《民间秘方》一书，力求做出简便实用的百姓日常生活必备医学宝典。

　　本书以科为纲，以科统病，以病统方。书中针对内科、外科、儿科、妇产科、五官科、皮肤科、美容科的常见病症及日常生活中的小毛病，尽可能提供多种治病中医秘方，有外敷方、泡脚方、药膳方、内服方等，从药方的"配方""制用法""功效"方面加以详述，便于读者速查速用，是现代人必备的家用秘方大全。

　　本书图文并茂，内容丰富，条目清晰，结构完整。所收录的秘方皆为生命力极强、千百年私家秘传、经著名老中医多次验证、疗效理想的秘方；集实践与医理于一体，既可供医药界同仁学习参考、对症施治，亦可供普通百姓对症下药，活学活用。当然，由于中医秘方有一定的适用性，读者朋友在选方时，一定要请有经验的医师进行指导，切莫自作主张，乱用药方。

　　本书汇集中华医学智慧精粹，是您健康生活的必备之书，让您一书在手，百病不愁!

编者

民间秘方

目 录 ....

第二章

外科秘方

第三章

五官科秘方

民间秘方

第四章

儿科秘方

第五章

妇产科秘方

第六章

皮肤科秘方

第七章

美容科秘方

第一章

内科秘方

人体是一台复杂的机器，身体的各个部分各负其责，相互密切配合，保持着高度的协调性，构成一个统一的整体。一旦某个部分出现了问题，就会引起一系列不适症状，如头痛、发热、咳嗽、眩晕、失眠、贫血、哮喘、胃痛、便秘等。内科疾病会偷偷侵袭我们的健康，因此我们一定要高度注意。本章精心挑选了一些治疗内科病的中医秘方，只要对症选用，定会为你减轻或解除内科病带来的痛苦。

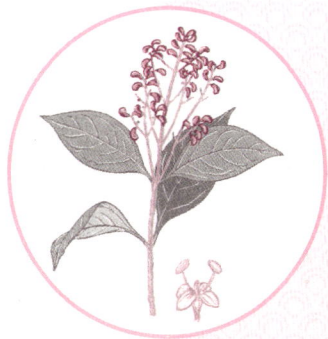

感 冒

感冒俗称"伤风",四季均可发病。多因气候冷暖失常,外邪侵袭人体所致。以头痛、发热、鼻塞、流涕、喷嚏、恶寒、四肢酸痛、咽痒不适、痰稠、咳嗽、咽痛等症状为主要临床表现。依据所感外邪和症状的不同,感冒又可分为风寒、风热、暑湿等证候。风寒者头痛、鼻塞、流涕、恶寒、发热、舌苔白、脉浮紧;风热者恶风、头痛、咽痛、口干、咳痰黄稠、舌苔黄、脉象浮数;暑湿者(夏季多见)头胀痛、沉重、鼻塞、少汗、胸闷、舌苔腻、脉象濡数。流行性感冒与感冒相似,但全身症状较重,具有很强的传染性和流行性,好发于冬、春季节。

● 金银花连翘薄荷水

【配方】金银花、薄荷各30克,连翘50克。

【制用法】将以上3味药入锅加水适量,煎煮20分钟,与开水同入泡脚盆中,先熏蒸,后泡洗双脚。每日熏泡1~2次,每次30分钟,每日1剂,3日为1个疗程。

【功效】辛凉解表,清热解毒。主治风热型感冒。

● 大蒜汁

【配方】大蒜适量。

【制用法】捣汁。棉球蘸汁,塞入鼻孔。

【功效】预防流感。

● 柴胡汤

【配方】柴胡15克。

【制用法】用根或全草入药,水煎服,每日3次,每日1剂。

【功效】主治感冒、流感。散寒解表,泻肝火,退热效果好。

● 麻豆汁

【配方】绿豆30克,麻黄9克。

【制用法】将绿豆与麻黄,用水淘洗一下,放入锅内加水烧开，撇去浮沫，改用小火煮至绿豆开花，饮汁。

【功效】主治流感。

苦瓜茶

【配方】苦瓜数个。

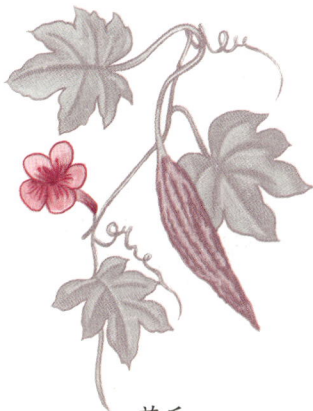

苦瓜

【制用法】苦瓜切片，晾干，冲水喝。

【功效】清热解毒，可用于治疗风热感冒。

干白菜根汤

【配方】干白菜根1块，红糖50克，姜3片。

【制用法】加水共煎汤。日服3次。

【功效】清热利尿，解表。用于治疗风寒感冒。

葱姜豆豉

【配方】葱白5根，姜1片，淡豆豉20克。

【制用法】用砂锅加水一碗煎煮。趁热顿服，然后卧床盖被发汗，注意避风寒。

【功效】解热透表，解毒通阳。用于治疗感冒初起，症见鼻塞、头痛、畏寒、无汗等。

大白萝卜汁

【配方】大白萝卜1个。

【制用法】将大白萝卜洗净，捣烂取汁。滴入鼻内，治各种头痛；饮用，用于治疗中风。

【功效】用于治疗感冒头痛、中暑头痛及中风头痛等。

生活宜忌

①饮食应清淡。
②注意室内卫生。
③感冒期间要常换牙刷以免反复感染。

肺 炎

肺炎是指肺实质的炎症，主要因感染病毒、细菌、真菌等引起。本病有多种分类方法，按病变部位可分为大叶性肺炎、小叶性肺炎、间质性肺炎；按病程长短可分为急性肺炎、亚急性肺炎和慢性肺炎；按病原体种类可分为细菌性肺炎、病毒性肺炎、真菌性肺炎和寄生虫性肺炎。不同类型的肺炎有不同的临床表现，可有不同程度的高热、寒战、咳嗽、咳痰、胸痛等，重者甚至会出现休克。因此，本病不可轻视，尤其是幼儿及免疫力低下者。

● 清肺败毒汤

【配方】生石膏（先下）25克，瓜蒌壳16克，桑白皮、枯芩各9克，川贝母、橘络、青木香、葶苈子（包煎）各6克，甘草3克。

【制用法】水煎温服，每日1剂。

【功效】对大叶性肺炎有很好的疗效。

备 注

本方是湖北宜昌市中医院原中医师周心华家传验方。

● 金银花当归汤

【配方】金银花30克，当归15克，玄参、蒲公英各6克。

【制用法】水煎服。

【功效】用于治疗肺炎。

● 桔贝汤

【配方】桔梗、川贝母各6克，桑白皮9克，炒杏仁3克。

【制用法】水煎服。1~5岁每日1剂，5岁以上每日2剂，分2次服。

【功效】治肺炎引起的咳嗽咳痰。

● 蒲青石膏汤

【配方】蒲公英、大青叶、鱼腥草各10克，金荞麦15~30克，生石膏（先下）15克。

【制用法】水煎服，每日1剂，分3次服。

【功效】治病毒性肺炎。

鱼腥草桑白皮汤

【配方】鱼腥草50克，桑白皮、东风橘各25克，白糖少许。

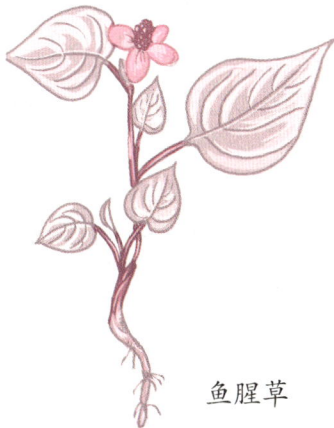

鱼腥草

【制用法】上药加水适量，入砂锅中煎浓汁。每日1剂，加少许白糖，分2次饮服。

【功效】用于治疗大叶性肺炎。

翘花汤

【配方】连翘、金银花、天花粉各15克，桔梗12克，川贝母6克。

【制用法】水煎服。每日1剂，早晚2次温服。

【功效】主治肺炎引起的高热口渴。

石仙桃

【配方】石仙桃全草（又名石上莲）200克，冰糖100克。

【制用法】煎浓汁。每日服2次。

【功效】用于治疗肺炎。

驱毒保肺汤

【配方】沙参、杏仁、紫菀、浙贝母、麦芽、白茅根各9克，生石膏（先下）6克，桔梗3克。

【制用法】水煎服，每日1剂，连服半月至1个月。

【功效】主治肺炎。

备注

本方是湖南安乡中医彭德初经验方。

哮 喘

　　哮喘是因气管和支气管对各种刺激物的刺激不能适应，而引起的支气管平滑肌痉挛、黏膜肿胀、分泌物增加，从而导致支气管管腔狭窄。喘证以呼吸困难，甚至张口抬肩、鼻翼煽动、不能平卧为特征；哮证是一种发作性的痰鸣气喘疾患，发作时喉中哮鸣有声、呼吸困难，甚则喘息难以平卧。由于哮必兼喘，故又称作哮喘。哮喘包括支气管哮喘、哮喘性支气管炎等。

● 萝卜鸡蛋

　　【配方】红卞萝卜1500克，鸡蛋、绿豆各适量。

　　【制用法】①冬至时买红卞萝卜，去头尾，洗净，用无油污洁净刀切成3毫米厚的均匀片，再以线穿成串，晾干后收藏好。②每次取萝卜干3片，鸡蛋1个，绿豆6克，共放入锅内，加水煮30分钟至豆熟烂。③服时剥去鸡蛋皮，连同萝卜、绿豆及汤一起吃下。从三伏第一日开始服用，每日1次，连续用30日。

　　【功效】止咳平喘。治慢性气管炎和支气管哮喘。

备 注

　　①方剂中的食物原料，只能选用这种红卞萝卜，不能用其他萝卜代替。②烹制和服用时，不要加其他作料。用砂锅或瓷器皿煮制，不能用金属锅或油污容器。③饭前空腹食，早晚均可。④制作时间以冬至这一天为最理想，"三伏"即指头伏第一日至末伏最后一日这段时间。

● 平喘丸

　　【配方】白芥子、百合、白术、苏梗、苏子、川贝母、桑白皮、杏仁、陈皮、茯苓各120克，黄芪、阿胶各180克，当归、天门冬、知母、半夏、生地黄各60克。

　　【制用法】将原料共研细末，炼蜜为丸，每丸9克。每次服1丸，日服2～3次。

【功效】治疗一切喘证。

备　注

本方是广东一名游医所献。

喘咳秘方

【配方】陈子（又名柑子）、鸡蛋各适量。

【制用法】陈子1个，中间挖空，放1个鸡蛋，并封好，用柴火烧成炭，取出蛋服之，连服3~5个见效。

【功效】主治哮喘。

备　注

本方为贵州民间验方。贵州许多民族医生经常使用本方。

抗喘丸

【配方】棉花籽2500克，杏仁1000克，麻黄750克。

【制用法】棉花籽炒熟去壳炒香，杏仁去皮炒熟，同麻黄共研细末，炼蜜为丸，每丸6克。每日3次，每次1丸。

【功效】治疗支气管哮喘。

备　注

①干咳无痰、心源性哮喘者

禁用。②本方是湖北省光化县老中医萧毓森所献。

白茅根桑白皮汤

【配方】白茅根、桑白皮各1握。

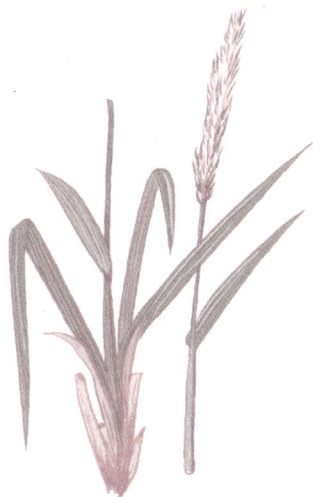

白茅根

【制用法】水煎，饭后服。

【功效】用于治疗支气管哮喘。

桑白皮银花藤水

【配方】桑白皮100克，银花藤80克，麻黄20克。

【制用法】将上药入锅加水适量，煎煮20分钟，去渣取汁，与1500毫升开水同入泡脚盆中，先熏蒸，待温度适宜时泡洗双足。每日熏泡2次，每次30分钟，7日为1个疗程。

【功效】清热宣肺，平喘化痰。主治热痰所致的哮喘。

卷柏、马鞭草

【配方】卷柏、马鞭草各15克。

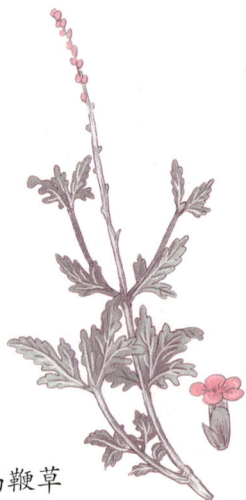

马鞭草

【制用法】水煎服。

【功效】用于治疗支气管哮喘。

卜萝卜方

【配方】大卜萝卜（粉红色皮，白心，新鲜的）、鸡蛋各3个。

【制用法】冬至或冬至前后制作，将大卜萝卜用刀垂直切开，将两半萝卜用勺挖去心，能放入半侧鸡蛋（稍大些），再将两半萝卜对上严紧合缝，用线绳捆扎，注意鸡蛋包在萝卜心中不得挤碎或裂皮，然后种在花盆里，浇水，使萝卜成活，滋生新叶。待数九过后（够81天），取出萝卜，洗净切片，加水先煮半小时，再将鸡蛋去皮打入汤中煮，不加任何调料，使菜烂蛋熟。分4~5次吃完，可连续服用多次。

【功效】止咳化痰。用于治疗支气管哮喘。

海马、当归

【配方】海马（干品）3克，当归6克。

【制用法】海马、当归同入砂锅，加水煎煮，取汁去渣，复煎1次，2次煎液混合。分2次服，每日1剂。

【功效】温肾壮阳，止咳平喘。

南瓜姜汁

【配方】南瓜5个，鲜姜汁60毫升，麦芽1500克。

【制用法】将南瓜去子，切

块，入锅内加水煮烂为粥，用纱布绞取汁，再将汁煮剩一半，放入姜汁、麦芽，以文火熬成膏。每晚服150克，严重患者早、晚服用。

【功效】平喘。用于多年哮喘，入冬哮喘加重者。

浮小麦枣汤

【配方】浮小麦60克，大枣7枚。

【制用法】加水共煎服。

【功效】止咳平喘，敛汗。用于治疗寒热痰喘、大汗不止。

紫金桔连汤

【配方】紫菀、金银花、桔梗、连翘、鱼腥草各20克，浙贝母、前胡、杏仁、半夏各10克。

【制用法】水煎服。

【功效】治感冒引起的哮喘。

清炖猪心

【配方】猪心1个，盐少许。

【制用法】锅内加水炖，开锅后用文火炖熟。食肉饮汤，每日服2次。

【功效】补虚养血。用于治疗支气管炎、惊悸、失眠、自汗。

萝卜汁

【配方】鲜白萝卜500克。

【制用法】将萝卜洗净带皮切碎，绞取汁。内服。

【功效】化痰热，散瘀血，消积滞。用于治疗急性气管炎咳喘，连服5~7日见效。

生活宜忌

①寒冷时外出，要戴上口罩。老年人冬季不要到人多的地方去，可转移到温暖的地区，注意预防感冒。

②避免过劳和过食。由于过劳和过食都容易引起发作，所以在容易发作的季节一定要注意，特别是儿童更要注意。

支气管炎

　　本病是由细菌、病毒以及物理或化学刺激等因素引起的支气管炎症。多因外感时邪等而致痰饮内聚所致，发病季节以冬春多见。根据病情的长短，支气管炎症分为急性和慢性两种。急性支气管炎常以受凉、劳累、烟酒过量、上呼吸道感染为诱发因素。患病后主要症状为刺激性干咳、恶寒发热、鼻塞头痛、肢体酸痛，1～2天后咳出黏痰，早晚咳嗽为主，痰液转浓，量增多，偶带血丝，神倦、乏力，食欲减退等。好发于冬春季，患者以成人为多见。

　　慢性支气管炎简称"慢支"，是常见病、多发病，系由急性支气管炎未及时治疗，经反复感染，长期刺激，如吸烟、吸入粉尘、病毒或细菌感染、机体过敏、气候变化、大气污染等诱发导致。主要症状为反复慢性咳嗽、咳痰、伴有气喘等。中医学认为，有风寒、风热、燥火、七情伤感，脾虚不运，湿痰浸肺，阴虚火灼，肺失宣降，气逆于上而咳喘咳痰，形成慢性支气管炎。

● 黄瓜煮鸡蛋

　　【配方】生黄瓜、煮鸡蛋各适量。

　　【制用法】只吃洗净的生黄瓜和煮鸡蛋。注意不加盐，也不喝水，渴了就吃生黄瓜，饿了就吃煮鸡蛋。

　　【功效】能有效治疗慢性支气管炎。

备　注

　　有人患慢性支气管炎20余年，又咳又喘，常年以药为伴。后终用此方治愈。

● 倭瓜

　　【配方】大黄倭瓜1个，白糖500克。

　　【制用法】将倭瓜洗净，在

把处挖方口，装白糖，上锅蒸1小时，取出食用。分3次吃完。

【功效】对支气管炎有很好的治疗效果。

服用本方期间不可吃咸食。

木槿水

【配方】鲜木槿条200克。

【制用法】将木槿条洗净、切断，水煎2次，将滤液合并，与1500毫升开水同入脚盆中，先熏蒸，待温泡洗。每日2次，每次30分钟，10日为1个疗程。

【功效】适用于慢性支气管炎。

蚌花叶汤

【配方】蚌花叶（即剑麻叶）15克，木蝴蝶3克。

【制用法】水煎服。

【功效】用于治疗慢性支气管炎。

灵芝参合汤

【配方】灵芝、百合各15克，南沙参、北沙参各10克。

【制用法】水煎服。

【功效】养阴清肺。用于治疗慢性支气管炎。

蜂蜜鸡蛋

【配方】蜂蜜40克，鸡蛋1枚。

【制用法】先将蜂蜜用锅微煮，然后加水少许，待沸后打入鸡蛋。每日早、晚空腹各服1次，吃蛋饮汤。

【功效】补虚润肺。用于治疗慢性支气管炎。

鸡蛋五味子

【配方】五味子250克，生鸡蛋7枚。

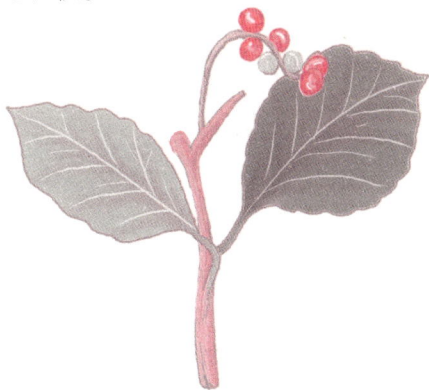

五味子

【制用法】将五味子和生鸡蛋同时放入温水盆内(以水面没过鸡蛋为宜)泡7～10日，待蛋皮软化后，取出鸡蛋，用滤出的药水把鸡蛋煮熟。去皮吃蛋。成人睡前1次服完，小儿酌减，每7日服1次，3次为1个疗程。一般2～3个疗程即可痊愈。

【功效】用于治疗慢性支气管炎。

鱼腥草、奶浆草

【配方】鱼腥草30克，奶浆草(又名三十六针)、薄荷各6克，东风橘15克。

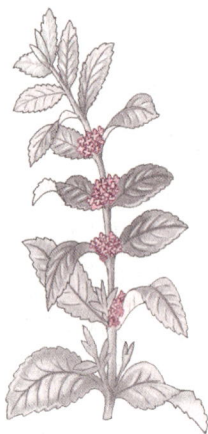

薄 荷

【制用法】水煎服。每日1剂，日服2次。

【功效】用于治疗急性支气管炎。

秋梨膏

【配方】鸭梨20个，鲜藕

1000克，生姜300克，冰糖400克。

【制用法】熬汁后加冰糖，浓缩成膏，早、晚分服。

【功效】用于治疗慢性支气管炎。

三子

【配方】炒苏子、炒萝卜子各9克，白芥子15克。

【制用法】上药共捣末，以绢袋包之，水煎服。每服半碗，每日2次。

【功效】治疗慢性支气管炎。

吸蒸汽

【配方】水壶内装小半壶水。

【制用法】将壶置于炉子上，待水烧沸腾时，口对准壶嘴里冒出的蒸汽，一口一口地吸入，每次持续20～30分钟，每日2～3次。

【功效】对咳嗽疗效十分显著，尤其是外感风寒所引起的急性气管炎及支气管炎疗效更好。

备 注

当口腔对准壶嘴时，口与壶

嘴要保持一定距离，在不烫伤口腔的前提下，尽量多吸入蒸汽。

● 干姜苏叶汤

【配方】干苏叶90克，干姜10克。

【制用法】水煎服。每日早、晚各服100毫升，10日为1个疗程。间隔3日再服第2个疗程。

【功效】用于治疗慢性支气管炎。有效率可达80％。

● 花生衣汤

【配方】花生仁红衣60克，糖适量。

【制用法】加水文火煎约10小时，滤去衣，加糖。分2次服。

【功效】用于治疗慢性支气管炎。

● 山药甘蔗汁

【配方】鲜山药适量，甘蔗汁半杯。

【制用法】将鲜山药捣烂和甘蔗汁和匀。炖熟服之，每日2次。

【功效】治疗慢性支气管炎。

● 冰糖炖向日葵花

【配方】向日葵花2朵，冰糖适量。

【制用法】先将向日葵去子，再加冰糖炖服。

【功效】用于治疗慢性支气管炎引起的咳喘。

● 北瓜饴糖

【配方】北瓜（桃南瓜）1个，等量饴糖（麦芽糖）。

【制用法】将北瓜切碎加等量饴糖。略加水放陶器中，煮至极烂，去渣，将汁再煮。浓缩后再加生姜汁。约500毫升瓜汁中加姜汁60毫升。每次服1匙（约15毫升），每日2～3次，开水冲服。

【功效】用于治疗慢性支气管炎引起的咳喘。

肺结核

肺结核是由结核杆菌感染引起，又称"肺痨病"。此病颇顽固，它的症状是感觉全身不适、疲倦、厌食、心跳加速、盗汗、消瘦、精神萎靡，女性会月经失常，同时咳嗽，引起胸痛，脸颊潮红，严重者还会出现不同程度的咯血。

治愈肺结核，目前来说已不是难事，除了要靠患者的耐心外，食疗法在今天也是有其存在价值的。

● 抗痨丸

【配方】冬虫夏草、川贝母、白及各94克，百部63克。

【制用法】共研细末，炼蜜为丸，如豆大，做45粒。每天早、中、晚各服1丸，分15日服完，未好再做，继续吃，以愈为度。

【功效】主治各型肺结核咯血症。

备注

本方是民间祖传验方。

● 黄精冰糖水

【配方】黄精50克，冰糖40克。

【制用法】将黄精与冰糖共放炖盅内，加清水1碗，隔水炖2小时。每日饮汤2次。

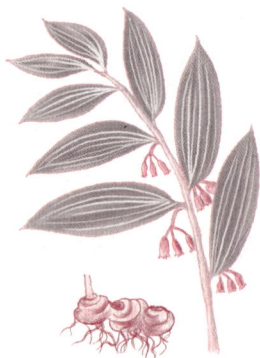

黄精

【功效】补中益气，和胃润肺。用于治疗肺结核之痰中带血。

● 治肺结核祖传秘方

【配方】蜂蜜糖500克，白及、山药各94克，五味子、百合各63克，黄莲、乌贼骨各31克，蛤蚧1对（去头足留尾），紫河车

1具。

【制用法】将紫河车烤干研末，其余原料也均研末，用童便淬炒，炼蜜为丸。早、晚各服1次，每次服9克，开水送下。

【功效】用于治疗肺结核。

备 注

本方是湘西土家族苗族自治州名老中医黄柏林祖传秘方。

穿破石汤

【配方】穿破石、铁包金、甘草各6克。

【制用法】水煎服。

【功效】用于治疗肺结核。

卞萝卜蜜膏

【配方】卞萝卜（红皮白心圆萝卜）1000克，明矾10克，蜂蜜100克。

【制用法】先将明矾用水溶化，备用。卞萝卜洗净，切碎捣为泥，以纱布挤压取汁。把萝卜汁放在锅内煮沸后，改用文火煎沸至黏稠时加明矾水，调匀，再下蜂蜜至沸，晾凉，装入瓶内即成。每次1汤匙，日服3次，空腹时饮用。

【功效】润燥，止血。用于治疗肺结核之咯血。

玉米须冰糖水

【配方】玉米须、冰糖各60克。

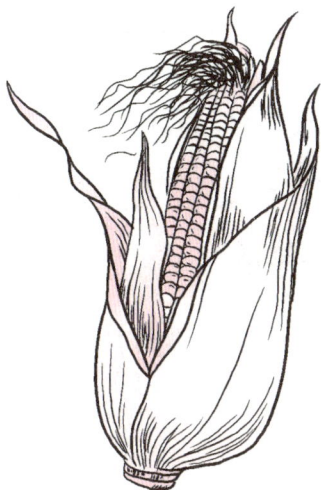

玉米须

【制用法】加水共煎。饮数次见效。

【功效】利水，止血。用于治疗肺结核之咯血。

葶苈子

【配方】甜葶苈子75克。

【制用法】将甜葶苈子隔纸炒成黄紫，研为细末。每次6克，加水1杯，煎至半杯，温服。

【功效】用于治疗咯吐脓

血，喘咳不得眠病人。

蜈蚣

【配方】蜈蚣(去头足)适量。

【制用法】焙干研末。内服，每日2～3条。

【功效】用于治疗不同类型的结核：结核性胸膜炎、播散性结核、骨结核、乳腺结核、颈淋巴结核。

草果穗汤

【配方】草果穗30克。

【制用法】水煎服，每日1剂。

【功效】用于治疗肺结核。

蚕豆荚汤

【配方】鲜蚕豆荚250克。

【制用法】水煎服。每日1次。

【功效】用于治疗肺结核。

胎羊羔

【配方】未见天的胎羊羔1具。

【制用法】将上者用砂锅焙干为末。酒调服，每服3～6克。

【功效】用于治疗女子肺痨。

白及散

【配方】白及250克。

【制用法】研为细末。每服6克，日服3次，须连续服用。

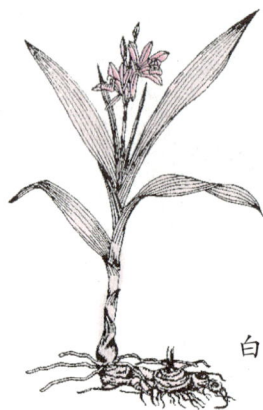

白及

【功效】用于治疗空洞型肺结核。

活血草

【配方】干活血草6～10克。

【制用法】研末。每日分3次服。

【功效】用于治疗肺痨病。

龟

【配方】龟1只。

【制用法】将龟用绳缚紧，黄泥封固，在火上煅焦后，去掉泥，全部研细，每次服6克，每日服2次。

【功效】养阴血，治结核。主治肺结核空洞，骨关节结核。

白及川贝散

【配方】白及粉240克，川贝母粉、紫河车粉（胎盘粉）各60克，乌贼骨粉15克。

【制用法】上药拌匀。每日早、晚各服1次，每服9克，白开水送服。

【功效】用于治疗空洞型肺结核。

燕窝白及汤

【配方】燕窝、白及各6克。

【制用法】文火炖烂，滤去渣，加冰糖少许，再炖。每日早、晚各服1次。

【功效】用于治疗空洞型肺结核。

生活宜忌

①注意休息，避免劳累，有发热、咯血时应卧床休息。

②多食鱼肉、蛋、牛奶、豆制品等高蛋白食品，少吃含脂肪高的食物，必须戒烟，饮酒亦应节制。

③咳嗽、打喷嚏时要用手帕或手捂住口、鼻，用餐时最好采用分餐制，不要和婴幼儿并头睡在一起。

④居室常开窗通风，患者的被褥等物品应常在阳光下暴晒。

消化不良

这种症状没什么痛苦，因为只是腹内食物多而未消化，不像一般的腹胀，会感到不舒服，但因食物未完全消化，而无法吸收，致身体益渐消瘦，不能不加以注意。

● 山楂神曲粥

【配方】山楂（去核）50克，粳米30克，神曲（研成细粉）20克。

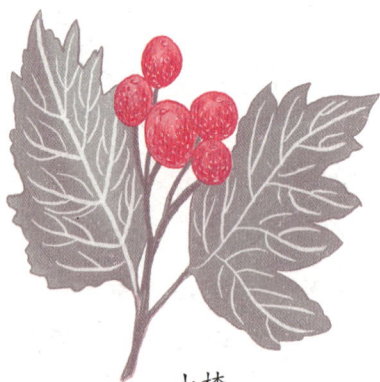

山楂

【制用法】将原料混合后煮粥，熟后稍加白糖即可食用。

【功效】消食导滞，和胃健脾。用于治疗小儿消化不良。

备 注

服用本方时应少食油腻食品。

● 饭团烧灰

【配方】约鸡蛋般大小饭团一块。

【制用法】将原料放在火里，将其烧成灰，必须彻底完全成灰，不可稍留焦物，取出时也不能有其他附着物，尽量让它冷却，再放进锅里用水煮成药汤一样，每次1小碗，可煎2~3次。

【功效】消食消积滞。

备 注

本方是过去的土方法，虽不明了其中道理所在，但广为人采用，且都很有效果。

● 榛子仁汤

【配方】榛子仁100克，党参、莲子各25克，怀山药50克，砂仁（后入）4克，陈皮10克。

【制用法】水煎服，每日1剂。

【功效】补益脾胃。用于治疗脾胃虚弱所致的饮食减少、身体瘦弱、气短乏力等。

● 牛肉砂仁汤

【配方】牛肉1000克，砂仁、陈皮各5克，生姜15克，桂皮3克，精盐少许。

【制用法】先炖牛肉至半熟，然后将以上各味共炖烂，服前加精盐调味，取汁饮用。

【功效】健脾醒胃。常用于脾胃虚弱而致的消化不良，久服能增进健康。

● 咖啡粉

【配方】咖啡粉10克，白糖少许。

【制用法】将咖啡粉与白糖拌匀。用开水1次冲服，日服2次。

【功效】消食化积，止腹痛。

● 炖牛肉

【配方】牛肉1500克，砂仁、陈皮、桂皮、胡椒粉各5克，生姜25克，葱、盐、酱油各适量。

【制用法】锅内水沸后，上述各味同煮，再沸，改用文火炖至肉烂，取出牛肉切片。食用。

【功效】用于治疗脾胃虚寒所致不思饮食、身体瘦弱。

● 萝卜饼

【配方】白萝卜、面粉各150克，瘦猪肉60克，姜、葱、盐、油各适量。

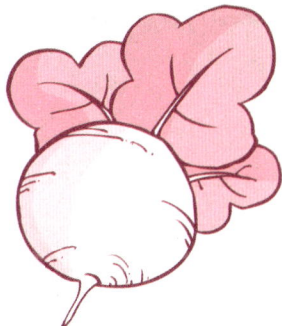

白萝卜

【制用法】将白萝卜洗净切丝，用豆油翻炒至五成熟时待用。将肉剁碎，调成萝卜馅。将面粉加水和成面团，揪成面剂，擀成薄片，填入萝卜馅，制成夹心小饼，放锅内烙熟即成。

【功效】健胃理气，消食化痰。适用于食欲不振、消化不良、咳喘多痰等。

胃 炎

　　胃炎是胃黏膜炎性疾病，分急性、慢性两大类。急性胃炎主要是指因食物中毒、化学品或药物刺激、腐蚀、严重感染等引起的胃黏膜急性病变。主要诱因有烈酒、浓茶、咖啡、辛辣食物、药物、物理因素（粗糙食物）、细菌等。多在夏秋季，起病急，主要表现为发热、恶心、呕吐、腹泻、腹痛、脱水、休克、脐周压痛等，有时与溃疡相似，应及时治疗。中医学认为，本病属于湿热下注、脾胃失调所致，治疗时应清热利湿、解痉止痛来调理脾胃。

　　慢性胃炎属中医"胃脘痛""痞满"等证范畴。中医学认为，由气滞、脾虚、血瘀、诸邪阻滞于胃或胃络失养所致。本病以胃黏膜的非特异性慢性炎症为主要病理表现，病因可能除急性病外，还与胃黏膜受理化因素、细菌或毒素反复刺激和直接损害有关，其中尤以青壮年男性为多。临床表现为上腹部慢性疼痛、消化不良、食欲不振、恶心、呕吐、泛酸、饱胀、嗳气、纳差、大便不调，胃镜检查显示胃黏膜充血、水肿、糜烂、变薄。本病从病理表现可分为浅表性胃炎、慢性萎缩性胃炎、糜烂性胃炎和肥厚性胃炎四种，第一种为多见。本病预后良好，但严重者可有癌变的可能。胃痛及炎症与肝脾密切相关，肝脾气失和常易导致胃病。治疗本病以理气和胃为主。若属虚者，应温中补虚，养阴益胃；若属实者，应疏肝、泄热、散瘀为主。

蒲公英健胃汤

　　【配方】干品蒲公英根部2克（鲜品6克）。

　　【制用法】将原料放入水中，熬至半量，这是1日的量，每日3餐后服用，不可间断。

　　【功效】健胃，解热，发汗，强壮。

备　注

　　本方是民间常用的一种健胃

药剂。

乌梅平胃汤

【配方】乌梅15克，秦皮30克，黄连、苍术、厚朴、陈皮、生姜各10克，炙甘草5克，大枣5枚。

【制用法】每日1剂，煎两遍混合，每日分3次服。

【功效】乌梅收敛涩肠；黄连、秦皮清热燥湿；苍术健脾胃，厚朴导滞、消除胀满；陈皮理气和中；炙甘草、姜、枣调和脾胃，本方苦寒清热燥湿，芳香理气健脾同用，故肠炎久延、脾虚而湿热留恋者宜之。

备　注

①泄泻次数多，日久不减者加罂粟壳10克同煎。②脾胃虚寒者不宜用此。

乌药仙鹤草汤

【配方】乌药、三叶草（又名夜关门）各9克，仙鹤草30克。

【制用法】水煎分2次服，每日1剂。

【功效】用于治疗慢性胃炎、胃溃疡。

胡椒半夏散

【配方】白胡椒、半夏各30克。

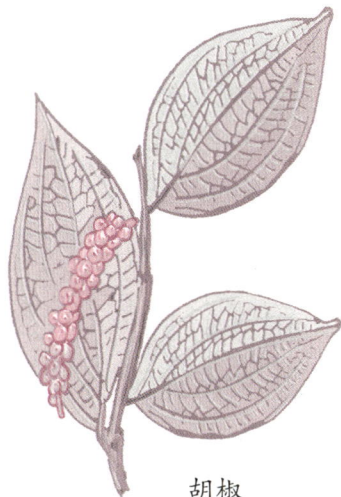

胡椒

【制用法】研末，为丸，绿豆大。每次服10丸，每日3次。

【功效】用于治疗慢性胃炎。

甘温健胃散

【配方】党参、白术、广木香、当归各10克，炙黄芪30克，茯苓15克，三七粉3克。

【制用法】制成散剂冲服，每袋10克。

【功效】治慢性萎缩性胃炎之脾胃虚弱者。

此方亦可煎服。

党参汤

【配方】党参15克，附子、干姜、乌梅、诃子、白术、神曲、山楂各9克。

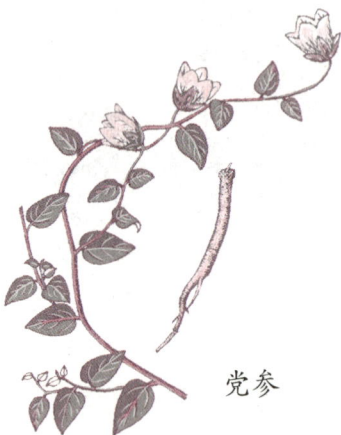

党参

【制用法】水煎服，每日1剂。

【功效】用于治疗急性胃炎。

胡椒半夏散

【配方】生地榆、决明子各20克。

【制用法】水煎服，每日1剂。

【功效】用于治疗慢性胃炎。

龙眼核

【配方】龙眼核（即桂圆核）适量。

【制用法】将龙眼核焙干研成细粉。每次25克，每日2次，白开水送服。

【功效】补脾和胃。用于治疗急性胃肠炎。

马兰

【配方】马兰20克。

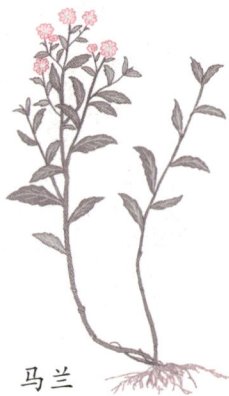

马兰

【制用法】以鲜全草入药，水煎服，每日1剂，分3次服。

【功效】本方具有行气止痛、活血化瘀、清热解毒等功效。彝医广泛用于治疗慢性胃炎、胃痛、胃溃疡，疗效确切。

大蒜

【配方】去皮大蒜6克，盐适量。

【制用法】共捣烂。温开水冲服，日服2～3次。另用大蒜适量捣烂，外敷脐孔和足心。

【功效】用于治疗急性胃肠炎、腹泻、腹痛。

蒲公英地榆粉

【配方】蒲公英、地榆各等份。

【制用法】共捣研为末。日服3次，每服6克，生姜茶送服。

【功效】用于治疗慢性胃炎、胃溃疡。

红糖蒸大葱

【配方】大葱4根，红糖120克。

【制用法】共捣烂，放锅内隔水蒸熟。日服3次，每次9克。

【功效】用于治疗慢性胃炎，症见胃痛、胃酸过多、消化不良。

山稔子汤

【配方】山稔子90克。

【制用法】水煎服。每日3次。

【功效】用于治疗急性胃肠炎、呕吐、腹泻。

生活宜忌

①注意饮食规律，定时定量，避免暴饮暴食。

②避免各种刺激性食物，如烈性酒、浓茶、生蒜等。同时避免食用过硬、过辣、过冷、过热、过于粗糙的食物。进食时要细嚼慢咽。

③食物宜营养丰富，富含多种维生素，宜少食糖类和蛋白质，对酸性食物应避免。

胃、十二指肠溃疡

胃溃疡的发生，现代医学认为是胃黏膜的血液循环不良时，该部位的抵抗力减低，在这些抵抗力较弱的地方，由于受到过多的胃酸刺激，而产生溃疡，所以，胃酸过多是溃疡的主因。

胃溃疡疼痛的部位常在胸骨之下，也就是我们常说的人字骨之下的心窝部位，有时因神经的传布，会痛到胸部下侧，甚至背后和肩部都痛，大多是在饭后痛，和饮食有关，除了疼痛之外，有时会吐酸水、呕吐，至于大便，几乎经常秘结，有时便血。伴有反酸、嗳气、烧心、恶心、呕吐、食欲减退等。

十二指肠溃疡症状和胃溃疡差不多，发生的原因也大致相同，但是疼痛的部位是在心窝部偏右方，比胃溃疡痛的部位稍稍向右又要低一点，表面上易区别的是疼痛的时间，十二指肠溃疡大多在饥饿时，或是食后半夜作痛。

● 胃溃疡散

【配方】当归16克，穿山甲9克。

【制用法】共研细末，用热黄酒125毫升，1次冲服，每日2次。

【功效】主治胃溃疡。

备　注

本方是山东省诸城县人民医院李凤臣老中医的家传秘方。

● 乌贝散

【配方】乌贼骨120克，川贝母15克。

【制用法】将乌贼骨去盖研末，川贝母去心研末，两药混合拌匀，瓶装备用。空腹日服2次，每次6克。重者夜加1服。服后休息30分钟，即有舒服感觉，轻者2～3日愈，重者5～7日愈。

【功效】用于治疗十二指肠溃疡。

治十二指肠溃疡方

【配方】土木香6～9克。

【制用法】研末，开水冲服，每日1～2剂。

【功效】主治十二指肠溃疡。

本方是福建福州民间验方。

胃溃疡病方

【配方】黄精3份，白及、乌贼骨各2份，高良姜1份。

【制用法】将黄精蒸熟晒干，白及、高良姜晒干，乌贼骨用清水漂净咸味，上药混合研为细末。每日3～4次，每次3～9克，以温开水吞服。

【功效】主治胃及十二指肠球部溃疡。

本方是江西省横峰县人民医院缪大江经验方。

鸡蛋壳延胡索散

【配方】鸡蛋壳、延胡索各

等份。

【制用法】共研细末。每次服5克，每日2次。

【功效】治胃及十二指肠溃疡之吐酸、疼痛。

芦荟酒

【配方】芦荟叶、烧酒、蜂蜜各适量。

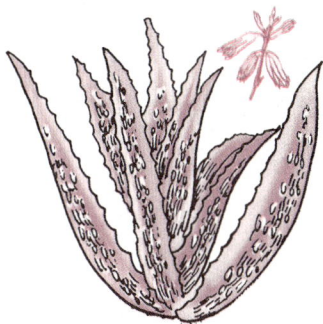

芦荟

【制用法】取芦荟叶，去刺，细捣，加其1倍的烧酒和1/4烧酒量的蜂蜜，放置20日便成芦荟酒。芦荟酒越陈越好。1次1酒盅，每日服3次。

【功效】长期服用，可根治十二指肠溃疡。

川贝母蛋壳粉

【配方】天花粉30克，川贝母15克，鸡蛋壳10个。

【制用法】共研细末。每服6克，白开水送服。

【功效】用于治疗十二指肠溃疡。

糯米枣粥

【配方】糯米100克，大枣8克。

【制用法】按常法煮粥，极烂。日常食用。

【功效】养胃健脾。对胃及十二指肠溃疡、慢性胃炎有辅助治疗功效。

乌及汤

【配方】海螵蛸（乌贼骨）30克，白及15克，党参、玄胡各12克。

【制用法】将上4味放入砂锅内煎煮，取汁去渣；再煎1次，2次煎液混合。每日1剂，分2次饭前温服。

【功效】清热利湿。用于治疗胃及十二指肠溃疡。

锅焦白菜心

【配方】深黄色锅焦1大碗，白菜心或小白菜100克，虾米6克，猪油、精盐各适量。

【制用法】白菜心洗净，切碎，备用；将锅焦放入铁锅内，加冷水2大碗，用中火烧开煮烂，约沸5分钟，然后放入白菜心、虾米、猪油、精盐，再煮5分钟，盛碗。溃疡病患者中餐食之甚宜。

【功效】本方补气运脾，消食止泻，制酸，并有促进溃疡面愈合的作用。

蜂蜜饮

【配方】蜂蜜适量。

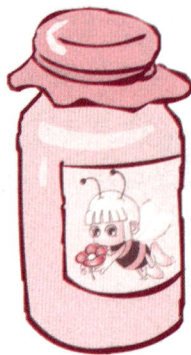

蜂蜜

【制用法】每次饭前1个半小时或饭后3小时服用，坚持1个疗程（2个月），治愈率可达80%左右。

【功效】润肠通便。对胃及十二指肠溃疡有较为明显的疗效。它不仅能健胃、润肠和通便，还能抑制胃酸分泌，减少对于胃黏膜的刺激而缓解疼痛。

● 牛奶蜂蜜饮

【配方】牛奶250毫升，蜂蜜50克，白及粉10克。

【制用法】将牛奶煮沸，调入蜂蜜及白及粉。每日1次，经常服用收效。

【功效】温中补虚。用于治疗胃及十二指肠溃疡。

● 猪肚和生姜

【配方】猪肚1个，生姜250克。

【制用法】将猪肚洗净后，塞入生姜（切碎），结扎好后放入瓦锅，加水若干，以文火煮至猪肚熟而较烂为度，使姜汁渗透到猪肚。服时只吃猪肚和汤，不吃姜。如汤味辣，可冲开水。每个猪肚可吃3～4日，连续吃8～10个。

【功效】治疗寒证、湿证、虚证的胃及十二指肠溃疡。

● 甘陈汤

【配方】生甘草12克，陈皮6克，蜂蜜60克。

【制用法】先煎前2味药至200～400毫升，兑入蜂蜜，每日分3次服。

【功效】用于治疗胃及十二指肠溃疡。

生活宜忌

①避免精神紧张。精神紧张、情绪激动或过分忧虑引起自主神经功能紊乱，不利于食物的消化和溃疡的愈合。保持轻松愉快的心境，是治愈胃、十二指肠溃疡的关键。

②讲究生活规律，注意气候变化。溃疡病患者生活要有一定的规律，不可过分疲劳，劳累过度不但会影响食物的消化，还会妨碍溃疡的愈合。另外，还要注意气候变化，根据节气冷暖及时添减衣被。

③注意饮食卫生。做到一日三餐定时定量，饥饱适中，细嚼慢咽。

便 秘

便秘指大便干结、排出困难、排便间隔时间延长，通常两三天不大便，或有便意，但排便困难者。本病发生原因常有燥热内结、气虚传送无力或阴虚血少等。

● 润肠丸

【配方】黑芝麻25克，黑牵牛子粉3克。

【制用法】将原料研为细末或各加10倍量，炼蜜为丸，每丸11克。每日分2次吞服或每日2次，每次1~2丸。

【功效】治疗一切便秘。

备 注

本方是民国名老中医胡光慈所拟方。

● 治老年性便秘方

【配方】全瓜蒌、大麻仁各30克，生卜子24克，白芍药20克，油当归15克，枳实、大黄、厚朴、大白各10克。

【制用法】用水煎法，每日1剂，分2次煎服。

【功效】对老年性便秘有独特的疗效。

备 注

本方是民间验方。

● 青菜汤

【配方】青菜汁。

【制用法】炖温服，每服半碗。

【功效】用于治疗便秘。

● 治便秘方

【配方】黑芝麻500克，糯米188克。

【制用法】将原料炒微黄，磨成粉。每日服1次，每次4汤匙。白蜜3克开水调服或用白糖调服。

【功效】治疗习惯性便秘，大便3~4日1次的患者。

备注

本方是芜湖市老中医余登甫老先生的经验方。

红萝卜汤

【配方】红萝卜适量。

【制用法】捣汁，加糖调服。

【功效】用于治疗便秘。

芝麻秸汤

【配方】黑芝麻秸120克。

【制用法】切碎水煎，调蜂蜜适量服，连服3次。

【功效】用于治疗老年便秘干结。

白芍药赤芍药汤

【配方】白芍药30克，赤芍药12克，生甘草10克。

【制用法】水煎服。

【功效】用于治疗便秘。

枇杷叶汤

【配方】枇杷叶（包煎）20克，天冬、麦冬各10克。

【制用法】水煎服。

【功效】用于治疗便秘。

沙参玉竹鸭

【配方】沙参、玉竹各50克，老雄鸭1只，调料适量。

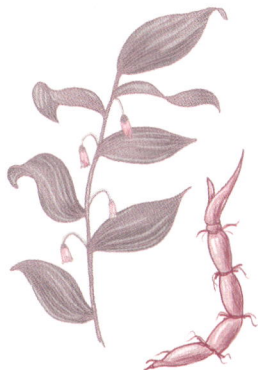

玉竹

【制用法】将鸭去毛及内脏，洗净，与沙参、玉竹一起放入砂锅内，加葱、姜、水烧沸，文火焖煮1小时，至鸭肉烂熟，入精盐、味精调味食用。

【功效】本方适用于肺虚久咳、胃阴亏损之肠燥便秘。

决明子汤

【配方】决明子30克。

【制用法】加水3碗，煎至1碗。服时加少许蜜糖，日服1次，7日为1个疗程。要坚持按时解便习惯。

【功效】用于治疗老人体弱便秘。

腹泻

腹泻不同于传染病中的痢疾或霍乱症，恰与便秘相反，时时有稀便排泄，有时会大便失禁，其发生的原因，有的是因胃肠消化力衰弱或食物未曾嚼烂，此种未经完全消化的食物，进入大肠后，受大肠细菌作用，便发生腐败，肠黏膜受此腐败物刺激，而使肠的分泌亢进，于是肠里的细菌繁殖又快又多，不仅会腹泻，有时还会发高热。

● 马齿苋汤

【配方】新鲜马齿苋100克，红糖适量。

【制用法】将马齿苋洗净煎汤，加红糖倒入奶瓶喂服。

【功效】对婴儿腹泻有很好的效果。

备注

有女婴4个月患腹泻吃了很多药，仍不见好转，最后得本方，服用3日见效，1周内痊愈。

● 野鸡肉馅馄饨

【配方】野鸡肉、葱、姜、花椒粉、精盐、面粉各适量，怀山药50克。

【制用法】野鸡肉剁成肉泥，放入葱、姜末、花椒粉及精盐，搅拌匀，成馄饨馅。面粉加水和面擀成馄饨皮，包馅备用。锅内水中怀山药煮沸5～10分钟，下馄饨煮熟。食用。

【功效】补益脾胃。治疗脾胃气虚而致的泄泻。

备注

不宜与核桃、木耳同食。

● 葛根黄连

【配方】葛根20克，黄连5克，黄芩10克，生甘草7.5克。

【制用法】以水煎服。

【功效】用于治疗急性肠炎引起的腹泻。

吴茱萸肉豆蔻丸

【配方】吴茱萸、肉豆蔻各50克，小米100克。

【制用法】炒焦，研细，共为蜜丸，每次服10克，每日2次，温水送下。

【功效】用于治疗肠炎引起的久泻。

地肤子地榆汤

【配方】地肤子30~50克，地榆25克，石榴皮10克，

【制用法】水煎服，每日2～3次。

【功效】用于治疗肠炎引起的腹泻。

葛粉

【配方】葛粉30克。

【制用法】以1杯水的量煮葛粉，饮用前加入少许砂糖。

【功效】治疗肠炎、胃炎。用于治疗感冒引起的下泻，也有很好的治疗效果。

冻石榴皮

【配方】冻石榴皮适量。

【制用法】焙干，研细末，每次服15克，米汤送服。

【功效】患2~3年者，百药治不好，以此方服用，马上止泻，不可轻视。

无花果鲜叶

【配方】无花果鲜叶100克，红糖适量。

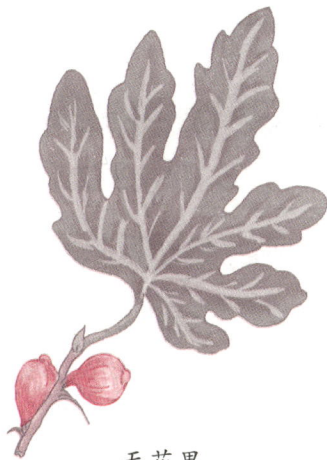

无花果

【制用法】将无花果鲜叶切碎，加入红糖同炒研末。以开水送服，1次喝下。

【功效】用于治疗经年腹泻不愈。

豆蔻

【配方】豆蔻2颗，木党子末30克，陈仓米适量。

【制用法】豆蔻以米醋调面裹之。置灰中煨至黄焦，和面辗末，与木党子末相和。又焦炒陈仓米为末。每服陈仓米2克，煎饮，调前2味3克，早晚各1次。

【功效】治泄泻反复不止。

● 焦黄米糕

【配方】黄米适量。

【制用法】将黄米碾成面，按常法蒸成黄米糕，晾凉，切成一指厚的薄片，放在将尽的灰火中煨焦黄，取出研面。每日2次，每次15克，开水送下，连服2～3日有效。

【功效】对肠胃功能薄弱、饮食稍有不当即致腹痛作泻的患者有较好的疗效。

备 注

消化不良者应少食黄米糕或以不食为佳。因为糕性黏腻，难以消化，多吃可致腹泻。这是多食则泻、少食则补的功效。

● 大附子大枣丸

【配方】大附子300克，大枣1000克。

【制用法】大附子连皮同大枣于砂锅内，以水煮1日，常令水过2指。取出，每个切作3片，再同煮半日，去皮，杵为末，以枣肉和丸如梧子大。

【功效】用于治疗脾胃虚冷，大肠滑泄，米谷不化，乏力。

● 干姜苍术粉

【配方】干姜、苍术、丁香、川椒（比例为4：3：2：1）适量。

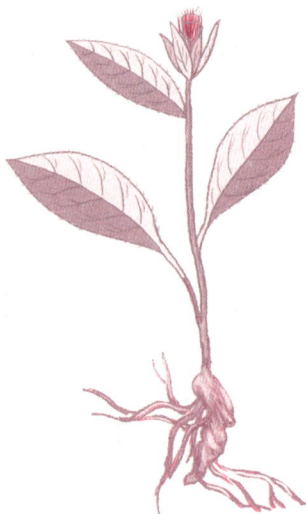

苍术

【制用法】上药共为细末，瓶贮备用。用时取药末适量，加藿香正气水调敷肚脐，纱布覆盖，胶布固定，每日换药1次。

【功效】治泄泻。

● 赤石脂汤

【配方】赤石脂18克,炒白术9克,干姜3克,麦芽15克。

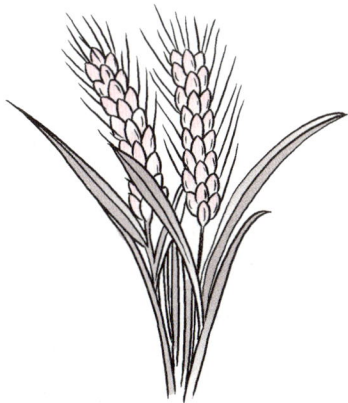

麦芽

【制用法】每日1剂,水煎2次服。

【功效】用于治疗虚寒型久泻。

● 朱蕉汤

【配方】朱蕉、桐根、朱槿根各适量。

【制用法】以上3味药各取10～15克,水煎服,每日1剂,分3次温服。

【功效】主治各种原因引起的腹泻、腹胀、腹痛,亦可用于治疗痢疾便下红白、里急后重等。

● 二术汤

【配方】白术30克,苍术、车前子(包煎)各15克,干姜6克。

【制用法】水煎,日1剂,分2次服下。

【功效】用于治疗寒湿性腹泻。

生活宜忌

①腹泻患者要注意卧床休息,以减少体力消耗和肠蠕动次数。要注意腹部保暖,以免病情加重。

②腹泻患者应注意饮食的配合。总的原则是食用营养丰富、易消化、低油脂的食物。急性腹泻伴有呕吐的,如急性胃肠炎,应该禁食一天。病情较轻者可以吃流质食物,如米汤、稀饭、面条,逐渐过渡到正常饮食。

肝 炎

　　肝为五脏之一，有藏血、疏泄、开窍于目等功能。肝脏发生炎性病变，就是肝炎。肝炎的病因有病毒、细菌、阿米巴等感染，也可由于毒素、药物、化学品中毒等引起，有急性、慢性之分。症状上共同之处为恶心、食欲差、脘腹胀闷、大便时溏时秘、易疲劳、发热、出虚汗、肝区不适或疼痛、隐痛、肝功能异常、肝肿大、乏力等。传染性肝炎又叫病毒性肝炎，多由肝炎病毒引起。现在已知肝炎至少可有甲、乙、丙、丁、戊等多种。该病预后不好，且极易传播，故确诊后应对患者分床分食进行隔离为好。治疗以中西医结合为佳。

● 茉莉花膏

【配方】茉莉花100朵。

【制用法】去茉莉花朵叶蒂，加糖156克，锅内蒸熟烂，调为膏。每日3次，每次服1茶匙。

【功效】可治疗一切肝病。

备 注

　　本方是民间秘验方，从沂蒙山区一药农处得到。

● 生姜汤

【配方】生姜5片，黄芪、茯苓、白术、白芍药、白扁豆、甘草、大枣各6克。

【制用法】用两碗水煎至1碗，饭前服用，每日2～3服均可。

【功效】对急性肝炎有良好效果。

备 注

　　服用本方时，忌大荤、熬夜、房事，直到病愈为止。

● 柴胡枳壳汤

【配方】柴胡、枳壳、川芎、香附、陈皮、半夏各12克，郁金、太子参、茯苓、白术、黄芩各15克。

【制用法】水煎服，每日1剂，早晚服。

【功效】疏肝理气，健脾和胃，用于治疗慢性迁延性肝炎。

● 泥鳅粉

【配方】泥鳅若干条。

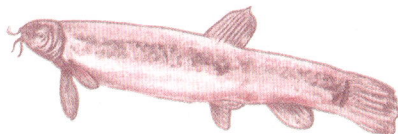

泥鳅

【制用法】泥鳅放烘箱内烘干（温度以100℃为宜），达到可捏碎为度，取出研粉。每服15克，每日3次，饭后服。小儿酌减。

【功效】用于治疗急性或亚急性、迁延性肝炎。

● 虎杖根

【配方】虎杖根500克，北五味子250克，蜂蜜1000克。

【制用法】将虎杖根、五味子洗净，用砂锅加水浸泡半小时，水量以浸没药物为度，中火煎沸后，改用小火煎半小时，等剩下1大碗药液时，滤出头汁；再加水两大碗，煎二汁，约剩下1

大碗药液时，滤出，弃渣；最后将头、二汁及蜂蜜一起倒入砂锅内，小火煎沸5分钟后，离火、冷却、装瓶、盖紧，每日3次，每次1匙，饭后开水冲服，2个月为1个疗程。

【功效】柔肝解毒，去疼止痛，利湿。适用于慢性肝炎。

● 茵陈蜜丸

【配方】茵陈120克，板蓝根250克，大枣200克，鸡内金18克，生姜21克，胎盘粉50克，百合100克。

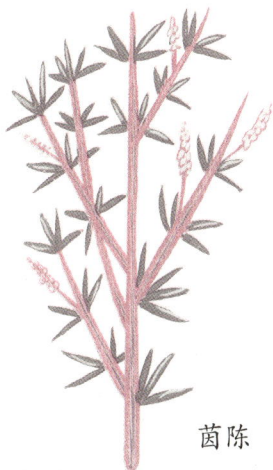

茵陈

【制用法】共为细末，炼蜜为丸，每丸重6克。每日3次，每次1丸。

【功效】用于治疗慢性肝炎。

垂盆草颗粒

【配方】垂盆草、阴行草各500克，矮地茶250克。

【制用法】上述各药加工成棕褐色颗粒，每袋重13克；开水送服，每次1袋，每日3次，代茶饮。

【功效】本方用于治疗慢性肝炎有良效。

大麦芽汤

【配方】大麦芽、茵陈各50克，橘皮25克。

【制用法】水煎汤。每日早晚分服。

【功效】治疗急、慢性肝炎后遗症，如胸闷、痞胀、食欲不振等。

桂圆甲鱼汤

【配方】怀山药、桂圆肉各15~25克，水鱼1只（即甲鱼）。

【制用法】先用热水烫水鱼，使其排尿后切开洗净去肠腔，然后将水鱼肉与壳一起连同怀山药、桂圆肉放炖盅内，加水适量，隔水炖熟服用。

【功效】治阴补阳。适用于慢性肝炎之症见气血不足者。

黄豆白菜干汤

【配方】黄豆60克，白菜干45克，茵陈30克，郁金9克，山栀子、柴胡、通草各6克。

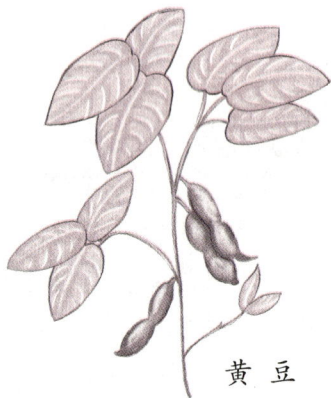

黄豆

【制用法】黄豆与白菜干煎汤饮服，早、晚另煎服茵陈等五味中药服。

【功效】疏肝理气，退黄。治疗病毒性肝炎。

米醋鲜猪骨汤

【配方】米醋1000毫升，鲜猪骨500克，红糖、白糖各120克。

【制用法】共煮，不加水，沸后30分钟取出过滤，成人每服30~40毫升。

【功效】可用于治疗急、慢性传染性肝炎。

茵陈蜜丸

【配方】茵陈50克，柴胡25克，龙胆草、郁金、玄胡各20克，甜瓜蒂0.3克。

【制用法】共为细末，炼蜜为丸。每服5克，每日3次。

【功效】治慢性肝炎。

白藓汤

【配方】茵陈蒿、白藓皮各30克。

【制用法】加水煎2遍，去渣，分服。每日1剂。

蜂蜜猪胆汁

【配方】猪苦胆1枚，蜂蜜100克。

【制用法】苦胆汁同蜂蜜调匀，放锅内蒸20分钟。饮服。

【功效】清热，解毒，祛湿。用于治疗肝炎。

薏苡根汤

【配方】薏苡根适量。

【制用法】加水煎汤，频频饮服。

【功效】治黄疸型肝炎。

【功效】用于治疗黄疸型肝炎。

生活宜忌

①保持精神愉快，注意休息。

②隔离治疗。乙肝表面抗原阳性者的食具、牙具、刮面刀、注射器、穿刺针、针灸针等应与其他人分开。要防止唾液、血液和其他分泌物污染环境感染他人。同时，要经常洗手及换洗衣服，浴室也应该时常消毒。

③禁酒禁欲。肝炎患者绝对禁止饮酒，酒精可以引起肝细胞的急性损伤，转氨酶上升，加重肝炎病情，导致脂肪肝、酒精性肝炎和肝硬化。此外，性生活亦要控制，特别是病情不稳定时，一定要禁房事。

肝硬化

肝硬化是慢性弥漫性肝脏病变，可由多种疾病所引起。由于种种原因，肝细胞破坏后，得不到修复，形成脂肪浸润和纤维组织增生，造成肝硬化。早期表现与慢性肝炎相似，此时若不注意治疗调养，可发展到肝脾肿大、腹水，甚或呕血、昏迷等。常用的有效临床偏方、验方主要如下。

● 护肝败毒丹

【配方】川连、川大黄、干姜各31克。

【制用法】将原料共研细末，面糊为丸，如梧桐子大。每日早、晚各服5克，温水送下。

【功效】对肝硬化有很好的治疗效果。

备注

①服药期间，可有轻微腹胀，大便出现溏泄，约10日可见好转。②本方是济南市老中医罗明先家传秘方。

● 鼓胀丸

【配方】党参31克，白术、茯苓各16克，附子、肉桂、甘遂、大戟各9克，黑牵牛子、白牵牛子、阿胶各6克，大枣30枚。

【制用法】将原料研细末，阿胶烊化和枣肉捣烂为丸，每丸重0.3克。每日空腹服1次，第一日服5克，以后逐日增2克，至每日9~13克为止，病愈即停服。

【功效】攻补兼施，对于肝硬化效果确凿。

备注

本方是民间验方，在云南流传甚广。

● 鳗鱼脑

【配方】海鳗鱼脑、卵及脊髓各适量。

【制用法】将海鳗鱼卵、脑及脊髓焙干研末。每次3～6克，温开水冲服。

【功效】滋补强壮。辅助治疗肝硬化及脂肪肝。

木贼草粉

【配方】木贼草（微炒）30克。

【制用法】研细末。空腹服，每服0.5～1克，白开水送服，日服2次。连服2周。

【功效】用于治疗肝硬化。

二甲丸

【配方】穿山甲、鸡内金各500克，醋炙鳖甲300克，蜂蜜2000克。

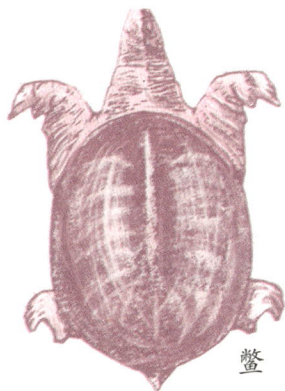

鳖

【制用法】前3味药共为细末，炼蜜为丸，每丸10克。每日服3次，每次1丸。

【功效】用于治疗肝硬化。

备 注

忌生冷、腥荤、油腻食物。

柴胡甘草汤

【配方】柴胡、杭白芍药、川芎、苍术各15克，枳壳、甘草、香附、青皮、厚朴各10克。

【制用法】水煎服，每日1剂，分2次服。

【功效】疏肝理气，消满除胀。适用于气滞肝郁型之肝硬化。

海带牵牛子汤

【配方】海带30克，牵牛子15克。

【制用法】将上2味放入砂锅，加水煎煮，取汁去渣。每日1剂，分2次服。

【功效】软坚散结，清热利水。用于治疗肝硬化腹水。

慢性肾炎

　　慢性肾炎也称慢性肾小球肾炎。本病多发生于青壮年，是机体对溶血性链球菌感染后发生的变态反应性疾病，病变常常是双侧肾脏弥漫性病变。病情发展较慢，病程在1年以上，初起患者可毫无症状，但随病情的发展逐渐出现蛋白尿及血尿，患者疲乏无力、水肿、贫血、抵抗力降低以及高血压等症。晚期患者可出现肾功能衰竭而致死亡。中医学认为，本病属"水肿病"范畴，应以健脾助阳为治疗原则。

● 蜈蚣鸡蛋方

　　【配方】①蜈蚣1条，新鲜鸡蛋1个。将蜈蚣焙干为末；在新鲜鸡蛋气室端打一小洞，纳入蜈蚣末搅匀，外用湿纸及黄泥包裹，放灶内煨熟，每日服1个，1个月为1个疗程，隔3～5日再进行下1个疗程。一般服2个疗程停药。②中药基本方：黄芪20克，党参、生地黄、泽泻、车前子、益母草各15克，枸杞子、女贞子、菟丝子、牡丹皮各10克，蝉蜕6克，赤小豆30克。兼血瘀者重用益母草30克，加丹参、红花；兼肾阳虚者加胡芦巴、熟附子、淫羊藿；兼脾阳虚者适当减少滋阴药，另加干姜、鸡内金；兼肝肾阴虚、肝阳上亢者加钩藤、怀牛膝、石决明；兼感冒诱发者，先以越脾加术汤或其他感冒药治疗，表证解后复用本方加减治疗。

　　【制用法】每日1剂，1个月为1个疗程，一般服2～3个疗程后改为每2日1剂，巩固疗效，须3～4个疗程善后调理。

　　【功效】适用于慢性肾炎。

备　注

　　以本法治疗40例慢性肾炎，缓解（临床症状消失，小便常规正常，尿蛋白定性连续6个月阴性，尿素氮、肌酐正常）13例，显效（临床症状基本消失，尿常规接近正常，尿蛋白定性"±～+"，肾功能明显好转，尿素氮10.71毫摩尔/升以下，肌酐176.8～265.2毫摩尔/升）17例，好转（临床症状减轻，尿蛋白减少，定性+～++，肾功能有改善）6例，无效4例。

慢性肾炎病程漫长，容易复发，正虚邪恋，治疗上当以扶正祛邪为大法。我们采用三联疗法（蜈蚣鸡蛋+中药+激素）有效率达90%，提高了缓解率，降低了复发率。观察到蜈蚣鸡蛋对利尿、消除蛋白效果较好。

● 羊肉冬瓜汤

【配方】羊肉、冬瓜各250克，香菜20克。

【制用法】先将羊肉用水汆过，与冬瓜片同入烧沸的汤内，加入少量精盐、花椒水、葱丝等烧沸片刻，捞出装碗，加味精，淋少量猪油，撒香菜末，浇适量羊肉汤服食。

【功效】补阳利尿。适用于慢性肾炎。

● 蚕豆花生汤

【配方】生蚕豆400克，花生仁150克。

【制用法】加水600毫升，煮至蚕豆皮破裂，水呈棕色混浊时，加入红糖，至溶化。分2～3次趁热食豆喝汤。

【功效】适用于慢性肾炎。

● 炖鳖肉

【配方】鳖肉（甲鱼肉）500克，大蒜100克，白糖、白酒各适量。

【制用法】放入锅内共炖熟。食肉饮汤。

【功效】用于治疗慢性肾炎。

● 葫芦瓜皮大枣汤

【配方】葫芦100克，冬瓜皮、西瓜皮各50克，大枣10枚（去核）。

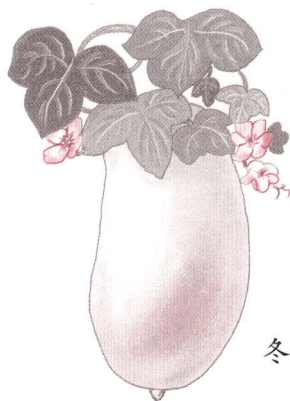

冬瓜

【制用法】以上几味加水800毫升，煎至400毫升。分2次食葫芦和红枣，喝汤。

【功效】适用于慢性肾炎、面目水肿。

鲫鱼灯芯粥

【配方】鲫鱼1～2条，灯芯草7～8根，大米50克。

【制用法】鲫鱼去鳞及内脏，与灯芯草加水煮，过滤去渣，下米煮作粥。服食。

【功效】调胃，实肠，下气。用于治疗慢性肾炎、儿童营养不良性水肿、肠风。

老头草汤

【配方】老头草50克。

【制用法】水煎服，每日1剂，分2次服。

【功效】用于治疗慢性肾炎。

益母草汤

【配方】益母草120克。

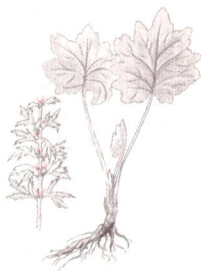

益母草

【制用法】水煎成2大碗，分4次服，隔3小时服1次，1日服完，连服10日。

【功效】活血化瘀，改善血液循环。用于治疗慢性肾炎。

芡实猪肾汤

【配方】芡实50克，大枣30克，猪肾2只，生姜适量。

【制用法】将用料洗净，猪肾剖开割去筋膜，洗净切片，生姜洗净切片，加水400毫升，加油、盐，煮汤服。分1～2次食药及猪肾，喝汤。经常食。

【功效】用于治疗慢性肾炎。

赤豆花生汤

【配方】赤小豆、带红皮花生仁各150克，大枣20枚（去核）。

【制用法】上3味加水500毫升，大火烧开，小火炖至酥烂时，加入红糖，炖至糖溶。分2～3次服，连服2～3个月。

【功效】适用于慢性肾炎，尿中有红细胞及管型。对尿蛋白多亦有效。

玉米须瓜皮赤豆汤

【配方】玉米须20克，西瓜皮、冬瓜皮、赤小豆各30克。

【制用法】将上述4味用清水600毫升，煎至300毫升，取汁。当茶饮。

【功效】利尿，泻热，平肝，利胆，降压，通乳。适用于慢性肾炎、顽固性水肿。

煨鲫鱼蒜

【配方】鲫鱼1条，大蒜适量。

【制用法】鲫鱼去鳞及内脏，洗净，大蒜切碎纳入鱼肚内，用荷叶包裹，放在燃烧的谷糠中煨熟。食用。

【功效】治疗慢性肾炎及恶心呕吐。

白胡椒鸡蛋方

【配方】白胡椒7粒，鸡蛋（新鲜者）1枚。

【制用法】先将鸡蛋钻一小孔，再将白胡椒填入蛋内，用面粉封孔，外以湿纸粘固，放蒸笼内蒸熟。服时剥去蛋壳，将鸡蛋和胡椒一同吃下。成人每日2枚，小儿减半。10日为1个疗程，休息3日后再服第2个疗程。

【功效】用于治疗慢性肾炎。

生活宜忌

①有效清除体内的慢性病灶，预防感冒及泌尿系统感染。

②注意摄生，避免过劳，调节情志，保持良好的精神状态。

③经常进行适度的体育锻炼，增强自身抵抗力。

④避免使用对肾脏有害的药物。

⑤补充维生素，适当增加蛋白质，还要严格控制水分和盐。

肾病综合征

　　肾病综合征是以全身水肿、蛋白尿、低蛋白血症、高脂血症为特征的症候群。病因多种，包括慢性肾小球肾炎、乙肝相关性肾炎、骨髓瘤性肾炎、系统性红斑狼疮肾炎、淀粉样变、多发性骨髓瘤、糖尿病肾病、过敏性紫癜肾炎、肾静脉血栓形成等。小儿以微小病变型肾病为主，成人以系膜增生性肾小球肾炎为最常见原因，其共同病理基础为肾小球基膜滤孔增大，血浆中小分子蛋白质大量滤过后随尿排出，以致引起血浆蛋白降低和代谢紊乱。肾功能良好者应给高蛋白饮食，适当限制钠盐，给利尿剂，并治疗各种病因（糖尿病、多发性骨髓瘤等）。对于微小病变肾病、系膜增生性肾炎、过敏性紫癜肾炎等还可采用肾上腺皮质激素、免疫抑制药、中草药等治疗，并辅以促进蛋白质合成的雄性激素。

民间秘方

● 知母汤

　　【配方】知母、黄柏、玄参各12克，紫花地丁、鱼腥草各20克，生地黄、金银花、板蓝根、黄芩各15克，连翘10克。

　　【制用法】水煎内服，每日1剂，分3次服。

　　【功效】本方主要用于肾病综合征无水肿期大剂量运用激素阶段，患者表现为咽干口燥、虚热烦躁、心烦失眠、舌质红苔黄等阴虚湿热为主的特征。

● 首乌胎盘散

　　【配方】首乌、山药、黄芪、太子参、甘草、胎盘各等份。

　　【制用法】净选后共研细末。每服3克，每日2～3次，温水送服。

　　【功效】用于治疗肾病综合征、慢性肾炎。

● 赤小豆鲤鱼方

　　【配方】新鲜鲤鱼或鲫鱼1条（1斤），大蒜瓣31克，赤小豆适量。

【制用法】将鱼去内脏洗净，将大蒜塞入鱼腹，然后再将洗净浸透好的赤小豆填满鱼腹的空隙处，放入锅中并隔水蒸熟，趁热食或蘸糖醋当日吃完，连吃5～7条鱼。

【功效】对肾病综合征有神奇的治疗效果。

备注

本方是民间验方，有很广泛的群众基础。

益肾健脾汤

【配方】黄芪12克，甘草4克，党参、炒白术、炒山药、茯苓、泽泻、石苇、野山楂、丹参、制萸肉各9克。

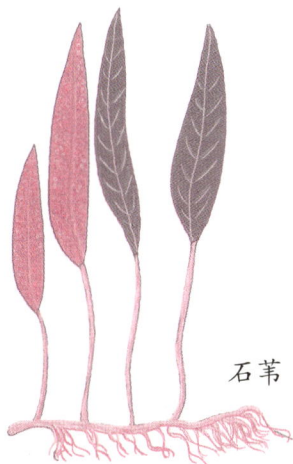

石苇

【制用法】水煎服，每日1剂。

【功效】益肾健脾，利湿消肿。用治慢性肾炎日久不愈及肾病综合征。

苏蝉六味地黄汤

【配方】紫苏叶6克，蝉蜕3克，熟地黄、山药各18克，山茱萸、牡丹皮各9克，黄芪15克，泽泻10克，桃仁5粒，玉米须12克，益母草10克。

【制用法】清水文火煎，空腹服，每日1剂。

【功效】宣肺益肾，活血利水。用治肾病综合征。

附子茯苓汤

【配方】附子、茯苓、薏苡仁各30克，淫羊藿15克，干姜10克。

【制用法】先将附子水煎3小时，再入其他中药煎30分钟后服用，本方每日1剂，分3次煎服，水肿消退后即可停用。

【功效】温肾健脾利水。主治肾病综合征脾肾阳虚所致水肿。

金钱草汤

【配方】金钱草、鱼腥草、白花蛇舌草、黄芪、赤小豆、玉米须、薏苡仁各30克，鹿衔草、金樱子、白术、猪苓、茯苓、泽泻、生地黄、石苇、连翘、党参各15克，车前子（包煎）、山茱萸肉、芡实、苍术各10克。

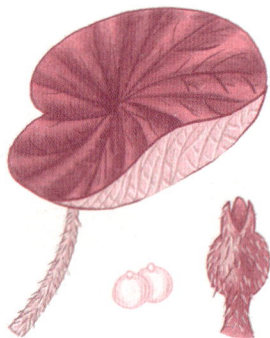
芡实

【制用法】水煎服，每日1剂。

【功效】用于治疗肾病综合征。

丹参石苇汤

【配方】丹参、黄芪、石苇、益母草各30克。

【制用法】水煎服，每日1剂。

【功效】用于治疗肾病综合征。

玉米须苍术汤

【配方】玉米须30克，白茅

根15克，薏苡仁12克，冬瓜皮、夏枯草、菊花、车前草各9克，茯苓皮、大腹皮、苍术各6克。

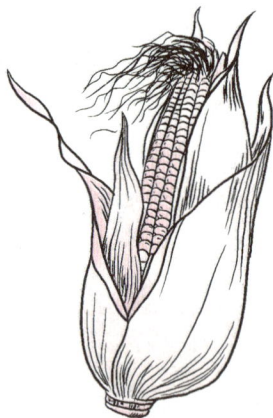
玉米须

【制用法】水煎服，每日1剂。

【功效】用于治疗肾病综合征。

温肾通利汤

【配方】党参12克，附片、茯苓、猪苓、炒白术、淫羊藿、生地黄、丹皮各9克，荠菜花30克，生大黄5克，泽泻20克，肉桂2克。

【制用法】先将上药用适量清水浸泡20分钟，附片需先煎40分钟，纳诸药再煎20分钟，每剂煎2次，每日1剂，早、晚分服。

【功效】温肾通利，利水消

民间秘方

肿。用于治疗肾病综合征。

熟附子黄芪汤

【配方】熟附子、黄芪、茯苓、泽泻、益母草各30克，生姜、大腹皮各20克，白术、猪苓、白芍药各15克，肉桂3克。

【制用法】水煎服，每日1剂。

【功效】治肾病综合征。

熟地黄丸

【配方】熟地黄、山药、山茱萸、茯苓各50克，牡丹皮15克，泽泻、车前子各45克，附子40克，肉桂20克，牛膝30克。

【制用法】研末，蒸饼，蜜丸，梧桐子大，每次6～9克，日服3次，开水吞服。

【功效】治肾病综合征，偏于肾阳虚，无持续性高血压和肾

功能不全者。

芡实百合汤

【配方】芡实30克，菟丝子、黄芪各20克，白术、茯苓、山药、金樱子、黄精、百合各15克，党参、枇杷叶（包煎）各10克。

【制用法】水煎服，每日1剂。

【功效】用于治疗肾病综合征。

癞蛤蟆砂仁粉

【配方】癞蛤蟆1个，砂仁15克。

【制用法】将砂仁捣碎为末，装入蛤蟆肚内（由口腔装入），后置青瓦上，文火将其焙干，共为细末，每服3克，每日3次。

【功效】用于治疗肾病综合征。

生活宜忌

①起居有时；保持居室环境宽敞明亮、通风透气，卧具保持清洁、干燥。

②进行适当的体育运动，时间以早晨和傍晚为宜，切不可在中午或阳光强烈时锻炼。

③酒后不要喝茶，尤其是浓茶，以免对肝脏造成不良影响。

④平常不要强力举重；忌暴饮暴食；不要经常憋尿。

膀胱炎

膀胱炎常见于女性，因为女性的尿道比男性短，又接近肛门，大肠埃希菌较易侵入，在一旦感冒或感觉到疲劳，或在小便后，总有一种涩涩的感觉，且有残尿感，虽然没有发热，但排尿时，尿道有一种烧灼似的疼痛，由于急性膀胱炎治疗不当，往往会转变为慢性膀胱炎，所以在日常生活中，应重视急性膀胱炎的防治。

● 咸丰草汤

【配方】咸丰草、笔仔草、黄花蜜菜、鱼腥草（干品）各25克（如果是鲜品则各100克）。

【制用法】每次用6碗水煎成3碗代茶饮，如凉后加点蜂蜜或冰糖则更好。

【功效】治膀胱炎。

备 注

一膀胱炎患者服用药物无数，效果都不理想，服用本方后效果甚是理想，日后只要感觉膀胱有异样，立即熬煮一服服用，都能小事化无。

● 鸭跖草汤

【配方】鸭跖草60克，车前草50克，天胡荽15克。

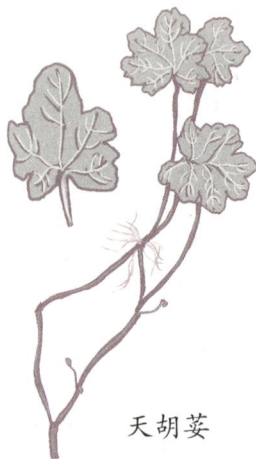

天胡荽

【制用法】水煎2次，去渣，分2次服，服时加少量白糖。

【功效】治疗膀胱炎、水肿。

● 金针菜汁

【配方】金针菜、砂糖各60克。

【制用法】加3杯水煮，熬至剩2杯的量时，喝其汁液。

【功效】金针菜有利尿抗炎的功效，即所谓利湿热的作用，而且它还有安神的好处，能治好因尿道炎、膀胱炎引起的失眠。

车前子汤

【配方】车前子（包煎）9克。

【制用法】以5碗水煎成3碗，分成3份，每餐饭前半小时服用。

【功效】治膀胱炎。

备注

本方是民间验方。

鲜地肤汤

【配方】地肤子50克，海金沙（包煎）15克，甘草10克。

【制用法】用水煎服，每日2次，至好为止。也可以用鲜地肤全草1握，捣烂绞汁，约1杯，分2次服。

【功效】用于治疗膀胱炎。

莲藕甘蔗汁

【配方】莲藕、甘蔗各适量。

【制用法】莲藕绞汁1小茶杯，和甘蔗绞汁1小茶杯混合。每日分3次喝完。

【功效】生的莲藕汁与甘蔗汁有清热消炎的功能，所以用来治疗膀胱炎和尿道炎，颇有奇效。

旋车汤

【配方】旋花茄、车前草各15克。

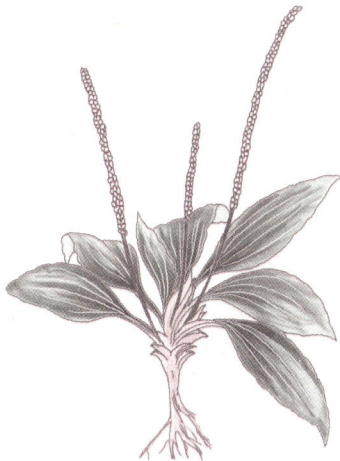

车前草

【制用法】以上2味药切碎水煎服，每日1剂，分3次温服。

【功效】清热利湿，解毒消炎。治膀胱炎、尿道炎引起的尿急、尿频、尿痛，以及体内热盛引起的小便热痛、小便出血等症。

眩 晕

眩是目眩，即眼花或眼前发黑，视物模糊；晕是头晕，即感觉自身或外界景物旋转，站立不稳，因两者同时并见，故统称为"眩晕"。究其原因有四：

一是外邪袭人，邪气循经脉上扰巅顶，清窍被扰，可发生眩晕。

二是脏腑功能失调，或肾精亏耗，不能生髓，髓海不足，发生眩晕；或是肝阳上亢，上扰清窍，发为眩晕；或是脾胃不足，气血亏虚脑失所养。

三是痰湿中阻，痰湿上犯，蒙蔽清阳而发眩晕。

四是瘀血内阻，清窍受扰，而生眩晕。

● 搔神汤

【配方】生石决明（先下）21～45克，生牡蛎（先下）15～30克，生地黄、生白芍、夜交藤各9～15克，白蒺藜9～12克，酸枣仁9～18克，合欢花6～12克，远志、黄芩各6～9克，香附6克。

【制用法】水煎服，每日1剂。

【功效】治眩晕有奇效。

备　注

本方是河北省保定市中医刘博儒老先生经验方。

①凡阴虚火旺而致的头痛、眩晕、失眠、抑郁、烦躁、汗多、易怒、心悸、胁痛等均可用此方治疗。②肝血虚目昏、面色萎黄者，用白芍药，加当归、何首乌、阿胶。肝阳上扰而致头晕目眩者重用生牡蛎，加生代赭石、天麻。肝风内动而致筋惕肉者，加菊花、钩藤、白僵蚕。肝火上炎而致头痛目赤者，加龙胆草、芦荟、青黛。肾阴不足腰膝软、五心烦热者，重用生地黄，加山萸肉、天冬、女贞子、龟板胶、当归；兼见肾阳不足者，去白蒺藜、远志，加肉桂、附片、肉苁蓉，同时注意阴中求阳，配

熟地黄、龟板、桑葚、枸杞子。

● 大建中汤

【配方】人参、干姜、蜀椒、饴糖各适量。

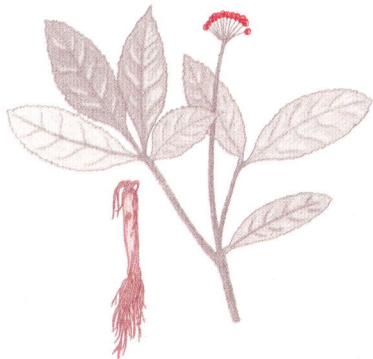

人参

【制用法】治眩晕症加法半夏6克，白术9克，水煎服，每日1剂。

【功效】对治疗嗜睡、眩晕均有良好效果。

本方出自《金匮要略·腹满寒疝宿食病》篇，是建中补虚的名方。

● 防眩汤

【配方】党参、法半夏、天麻各9克，当归、熟地黄、白芍药、白术各30克，川芎、山萸肉

各15克，陈皮3克。

【制用法】水煎服，每日1剂。

【功效】治疗以眩晕为主症的高血压、低血压、脑动脉硬化、梅尼埃病等症，有意想不到的功效。

本方出自经方家曹颖甫先生治眩晕症所录。

● 柳枝粉

【配方】柳树枝。

【制用法】取柳树枝晒干研末备用（最好在清明前后数日采取，阴干，存过冬）。用时，根据辨证选一二味中药煎汁冲服10克柳树枝粉；若辨为火证，取夏枯草15克；风证，取钩藤30克；气虚取太子参30克；痰证，取制半夏12克；瘀证，取丹参15克；血虚取当归12克；阴虚取女贞子、旱莲草各15克；阳虚取淫羊藿、仙茅各15克，每日1次。

【功效】治疗各种眩晕症。

疗效：经治25例，以眩晕为主症，兼呕吐、头痛、胸闷、气急

等；其中肝风内动10例，肝火上炎4例，痰湿上蒙4例，瘀血阻滞2例，阴虚3例，气虚1例，均经他法治疗未效者。用上法治疗后全部治愈，见效最快为2日，慢为7日。药后未见副作用。

按柳枝入药，早有文献记载，《本草纲目》谓："煎服，治黄疸，白浊；酒煮，熨诸痛肿，去风，止痛，消肿。"经现代药理研究，证实含有水杨苷等成分；国内近年来亦有用柳枝治冠心病、慢性气管炎、传染性肝炎、烧烫伤等。至于治眩晕，是否系水杨苷等成分促使血管微循环改善，尚待进一步研究。

夏枯草水

【配方】夏枯草30克，钩藤、菊花各20克，桑叶15克。

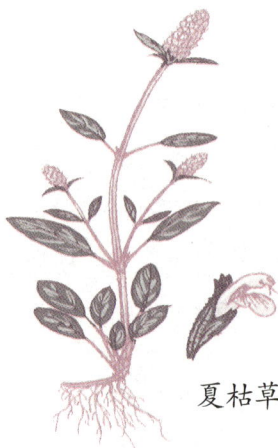

夏枯草

【制用法】将上药加清水适量，煎煮30分钟，去渣取汁，与2000毫升开水一起倒入盆中，先熏蒸，待温度适宜时泡洗双脚，每日早、晚各1次，每次熏泡40分钟，10日为1个疗程。

【功效】清热平肝。适用于肝阳上亢所致的眩晕、头胀痛、耳鸣、易怒、失眠多梦等。

镇眩汤

【配方】川芎、白芍药各10～16克，当归、生地黄、桂枝各10～12克，白茯苓12～18克，白术、甘草各10克，生龙骨、生牡蛎（先下）各30～60克。

【制用法】每日1剂，水煎2次，每次煎取200～300毫升，早晚各服1次，15日为1个疗程。

【功效】主治眩晕症有良效。

四瓜藤水

【配方】苦瓜藤、甜瓜藤、西瓜藤、黄瓜藤各30克。

【制用法】将上药加清水2000毫升，煎至1500毫升时，澄出药液，倒入脚盆中，先熏蒸，待温度适宜时泡洗双脚，每晚临睡前泡洗1次，每次40分钟，20日为1个疗程。

【功效】主治肝阳眩晕，症见眩晕、头胀痛、易怒、失眠多梦等。

白僵蚕鸡蛋方

【配方】白僵蚕9克，荆芥穗、羌活、白芷、天麻各6克，青皮9克，鸡蛋2枚。

【制用法】将上药与鸡蛋加水适量，共煮之，待鸡蛋熟后去皮，再煮，令药味入透，取出鸡蛋即可。

【功效】祛风止眩晕。适用于风邪所致的眩晕。

猪肉夏枯草汤

【配方】夏枯草15克，瘦猪肉60克。

【制用法】将夏枯草、猪肉加水适量，煮至肉熟即可。喝汤吃肉，每日2次。

【功效】清肝火，散郁结，降血压。适用于伴有高血压、目赤、头痛等肝火上炎之眩晕。

荆芥薄荷汤

【配方】荆芥10克，薄荷、菊花各9克，蝉蜕6克，桑叶5克。

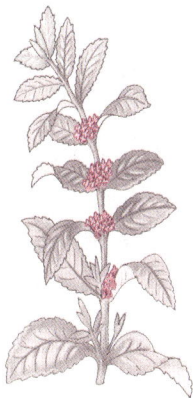

薄荷

【制用法】水煎服，每日1剂，2次服。

【功效】解毒祛风。适用于外感风寒所致眩晕。

生活宜忌

保持心情舒畅；避免劳累过度；注意饮食营养。

失眠

　　失眠指睡眠不足或睡不深熟。有几种形式：一是难于入睡（起始失眠）；二是睡眠浅而易于惊醒（间断失眠）；三是睡眠持续时间短于正常，早醒后不能再入睡（早醒失眠）。引起失眠的主要原因是精神过度紧张或兴奋，并伴以头昏脑涨、头痛、多梦、记忆力减退、神倦胸闷、注意力不集中、食欲不振、手足发冷等，常见于神经官能症、神经衰弱等；如失眠伴以情绪不稳、过敏、潮热、出汗、头痛头晕、血压波动，月经紊乱等，年龄在45～55岁间的可能是围绝经期综合征；如因环境嘈杂或服用浓茶、饮料、药物、心中有事、抑郁不结、疼痛等各种原因引起的，均应根据病因，镇定安眠，调节心理。

● 丹参夜交藤汤

【配方】丹参47克，夜交藤16克。

【制用法】水煎服，每日1剂。

【功效】对神经衰弱引起的失眠有特效。

备　注

　　本方是江西余干县瑞洪乡医院中医李文孝家传验方。

● 二茯汤

【配方】茯苓、茯神、白术、山药、寒水石、酸枣仁各5克，炙甘草、炙远志各2克，人参1克。

【制用法】水煎服，空腹或睡前服用。

【功效】对失眠有很好的疗效。

备　注

　　本方是南通中医陈思贤家传验方。

● 补脑安神汤

【配方】五味子、酸枣仁、茯神、石莲籽、生龙齿（先下）

各16克，何首乌、熟地黄、柏子仁各13克，远志、乌梅各9克。

【制用法】水煎服，每日1剂。

【功效】主治失眠、头痛、口干、入睡困难、脉沉细。

备　注

本方是山东中医药大学附属医院中医郭鸿翔的经验方。

桑葚糖水

【配方】鲜桑葚100克，冰糖10克。

【制用法】加水共煎煮。以冰糖调饮。

【功效】补肝益肾。用治神经衰弱之失眠、习惯性便秘等。

备　注

《随息居饮食谱》说，此方还有滋肝肾、补血、祛风湿、健步履、息虚风、清虚火等功效。

半夏薏苡仁汤

【配方】法半夏、薏苡仁各60克。

【制用法】浓煎，临睡服下。

【功效】半夏秫米汤是和胃的主方。其方由半夏、秫米两药组成。李时珍《本草纲目》载：半夏除"目不得瞑"，吴鞠通谓："半夏逐痰饮而和胃，秫米秉燥金之气而成，故能补阳明燥令之不及而渗其饮，饮则胃和，寐可立至。"现代药理研究证实：法半夏对中枢神经有良好的镇静和安定作用。因药房不备秫米，遵吴鞠通意，用薏苡仁代之。

备　注

心脾亏虚加党参，心阴不足加麦冬，痰热扰心加黄连，胃中不和加神曲。

荷叶丹参水

【配方】荷叶、丹参各25克，红花10克，川椒5克。

【制用法】将上药加清水适量，煎煮40分钟，去渣取汁，与1500毫升开水同入脚盆中，先熏蒸，待温度适宜时浸泡双脚30分钟，每晚临睡前1次。15日为1个疗程。

【功效】宁心安神。主治各类失眠。

● 黑芝麻丸

【配方】黑芝麻30克，明天麻、焦黄柏各12克，破故纸15克，焦酸枣仁、大枸杞子各24克，血茸片5克。

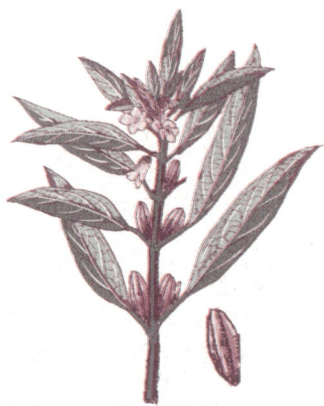

黑芝麻

【制用法】共研细末，炼蜜为丸，早晚各服5克，开水送下。如头痛甚者加羌活、藁本；失眠甚者重用焦枣仁；记忆力减退者，重用茸参。

【功效】主治头痛、失眠。

● 大枣小米粥

【配方】大枣5枚，小米50克，茯神10克。

【制用法】先将茯神用水煮透，滤取汁液。用茯神汁液再煮小米和大枣为粥。每日分2次服用。

【功效】健脾养心，安神益智。对于心脾两虚、惊悸怔忡、失眠健忘、精神不集中的情况均有疗效。

● 龙眼莲子枣仁水

【配方】龙眼肉、莲子、酸枣仁各30克，米醋30毫升。

【制用法】将前3味加水500毫升煮熟，然后倒入米醋再煮3~5分钟，与1500毫升开水同入盆中，先熏蒸，待温泡洗双脚。每晚临睡前1次，每次30分钟，15日为1个疗程。

【功效】安神催眠。适用于神经衰弱、心悸、失眠。

● 龙眼酒

【配方】龙眼肉100克，60度白酒400毫升。

【制用法】将龙眼肉放在细口瓶内，加入白酒，密封瓶口，每日振摇1次，半月后可饮用。每日2次，每次10~20毫升。

【功效】补益心脾，养血定神。适用于虚劳衰弱、失眠、健忘、惊悸等。

芹菜根汤

【配方】芹菜根60克。

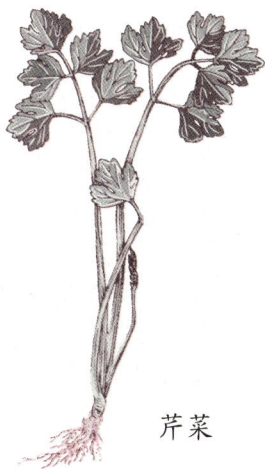

芹菜

【制用法】水煎，睡前服。

【功效】用于治疗失眠。

莲子心汤

【配方】莲子心30个。

【制用法】水煎入盐少许，每晚临睡时服。

【功效】清热泻火，宁心安神。用于治疗失眠、心悸、烦躁。

百合粉

【配方】干百合12克。

【制用法】将百合磨成粉，早晚分2次冲服。

【功效】清心安神，养阴润肺。用于治疗伴有心悸、健忘、心神不宁的失眠。平常人久服，可起到保健延年的作用。

酸枣仁粉

【配方】酸枣仁15克。

【制用法】焙焦为末，顿服，每日1次，睡前服。

【功效】补肝益胆，宁心安神。治疗失眠、心悸。

糯稻根水

【配方】糯稻根60克。

【制用法】水煎，每晚服1大碗。

【功效】用于治疗失眠。

生活宜忌

消除心理压力，保持心情舒畅；睡前用热水泡脚20~40分钟；消除环境噪音干扰；适当加强体育锻炼。

贫 血

贫血是指单位容积血液内红细胞数和血红蛋白量低于正常的病理状态。症状为头昏、眼花、耳鸣、面色苍白或萎黄、气短、心悸、身体消瘦、夜寐不安、疲乏无力、指甲变平变凹易脆裂、注意力不集中、食欲不佳、月经失调等。病因有缺铁、出血、溶血、造血功能障碍等。缺铁而引起的缺铁性贫血见于营养不良、长期小量出血，治疗应去除病因，并服铁剂。急性大量出血引起的出血性贫血须用输血或手术抢救。另还有红细胞过度破坏引起的溶血性贫血、缺乏红细胞成熟因素而引起的巨幼红细胞性贫血、缺乏内因子的巨幼红细胞引起的恶性贫血和造血功能障碍引起的再生障碍性贫血。中医学认为，治疗贫血既要增加营养及补血，又要重视补气，因为气能生血。严重的必须从补肾着手，因为肾中精华能化生成血。

● 鲜藕大枣粥

【配方】鲜藕100克，大枣7枚，红糖、粳米各适量。

【制用法】上药加水适量，同煮粥法，常煮喝粥。

【功效】用于治疗贫血。

● 生血汤

【配方】当归、黄芪各31克，黄精19克，山茱萸、巴戟天、枸杞子各16克，生地黄、白芍药、五味子各9克，陈皮6克。

【制用法】水煎服。

【功效】治疗贫血、头晕效果显著。

备 注

本方是陕西省汉阳市老中医伍国强先生的经验方。

● 治贫血效方

【配方】龟板16克，鳖甲13克，生地黄、熟地黄、天冬、麦冬、牡蛎（先下）各9克，旱莲草、女贞子各6克，别直参5克。

【制用法】水煎服，每日1剂。

【功效】治疗因贫血引起的神经衰弱，时发头晕、心跳、目黑。

备 注

本方是芜湖市中医洪雨春先生家传验方。

黄鳝

【配方】黄鳝500克，黄芪100克。

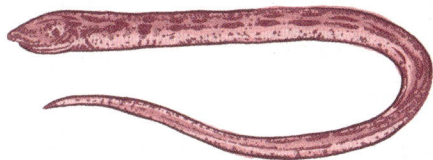

鳝鱼

【制用法】加调料烧菜食用。

【功效】治贫血。

大枣黑豆散

【配方】大枣（去核）500克，黑豆250克，黑矾（硫酸亚铁）60克。

【制用法】大枣煮熟，黑豆碾面，加入黑矾，共捣烂如泥为丸。每服3克，每日2~3次。

【功效】有利于血红蛋白合成。用于缺铁性、失血性贫血的治疗。

爆炒肝尖

【配方】猪肝或羊肝250克，鲜菠菜150克。

【制用法】将肝切成薄片，挂芡，将菠菜洗净切成段，用植物油快速翻炒后食用。

【功效】用于治疗贫血。

人参蜂蜜

【配方】人参、蜂蜜各适量。

【制用法】人参切成硬币状薄片，加蜂蜜调和后，上锅蒸煮，开锅20分钟后取出，凉后备用。每晚睡前用温水送服1片人参。

【功效】连续服用对体虚、贫血者疗效显著。

羊骨黑豆枸杞饮

【配方】羊骨250克，黑豆30克，枸杞子20克，大枣20枚。

【制用法】将上述几味一同加水煮沸20分钟后去骨，加少许精盐调味，饮汤食枣与豆。

【功效】适用于再生障碍性贫血。

神经衰弱

神经衰弱是神经官能症中常见病症之一，多因长期情绪失调，用脑过度或病后体弱等原因引起。神经衰弱的临床表现较为广泛，涉及人体大部分器官和系统，但与心血管、神经系统的关系最为密切。主要表现为容易疲劳、易激动、注意力不集中、记忆力减退、头昏、头痛、失眠、乏力、烦躁、多疑、忧郁、焦虑等。一般病程较长，常反复波动。治疗主要是提高患者对疾病的认识，解除顾虑，树立战胜疾病的信心，进行适当的体育锻炼，给予必要的药物治疗。

● 双五茶

【配方】五加皮9克，五味子3克。

【制用法】将原料放入杯中，冲入沸开水，盖上杯盖，大约10分钟即可饮用。可连续冲泡，直到没味为止。饮用最佳时间为睡前2~3小时。

【功效】主治神经衰弱。

备 注

神经衰弱者可以饮用一段时间后，停几天再服；如果病情有所改善，则可减少饮用次数，以后每周饮用1~2次即可。对于神经衰弱者不妨服用红参或西洋参，以补充体力，同时可借人参的功效达到改善体质的目的，燥热者以西洋参为主。

● 茯苓银耳汤

【配方】茯苓15克，银耳50克，鸽蛋20个，味精15克，料酒15毫升，鸡油15克，淀粉25克，精盐少许。

【制用法】将茯苓研末成粉，兑入50~70毫升水，在砂锅内熬煮20分钟，除去沉淀杂质待用。银耳用温水发好，洗净去根待用。鸽蛋洗净，磕入抹好油的梅花模子内，同时将银耳镶在鸽蛋上，蒸1~2分钟取出放盘内待用。锅烧热放油，加入鸡汤、调料和煮好的茯苓汁液，滚几开后，勾芡并加鸡油，淋于银耳上即成。

【功效】补心安神，健脾除湿，利尿消肿，润肺补肾，生津止渴。适用于失眠健忘、头晕眼花、脾胃不合引起的泄泻、肾炎水肿等。

本菜系听鹂馆寿膳堂滋补药膳之一。听鹂馆寿膳堂，原是为慈禧做寿的宴会处所。菜点要求既要精美，又要确有非常的营养和滋补功能，就连菜名也都带有延年益寿吉祥意味，诸如"万寿无疆"席、"延年益寿"席等。茯苓梅花银耳就是"延年益寿"席中的一道菜。

玫瑰花烤羊心

【配方】鲜玫瑰花（干品15克）、精盐各50克，羊心500克。

【制用法】先将玫瑰花放在小锅中，加入精盐和适量水煎煮10分钟，待冷备用。羊心洗净，切作块，用竹签串在一起后，蘸玫瑰盐水反复在火上烤，嫩烧即可。趁热食用。

【功效】养血安神。用于治疗心血亏损所致惊悸失眠。

蜂蜜水

【配方】蜂蜜100克。

【制用法】将蜂蜜加入2000毫升开水中，先熏蒸，待温度适宜时泡洗双脚，每日睡前1次，每次30分钟。10日为1个疗程。

【功效】养心安神。主治心阴不足所致的心烦、失眠。

百合鸡蛋安神汤

【配方】百合7个，蛋黄1个。

【制用法】用水将百合浸泡一夜，用泉水煮取1碗，去渣，冲入生蛋黄，每次服半碗，每日2次。

【功效】主治病后神经衰弱，坐卧不安患者或妇女的歇斯底里。

本方摘自《金匮要略》的记载。

百合水

【配方】鲜百合100克，酸枣仁20克，远志15克。

【制用法】将鲜百合浸泡一夜，与酸枣仁、远志加水2000毫升煮沸，取汁入盆中，先熏蒸，待温度适宜时浸泡双脚，每日睡前1次，每次30分钟，7日为1个疗程。

【功效】安神宁心，益气补中。对神经衰弱型失眠、多梦很有效。

枸杞大枣水

【配方】枸杞子50克，大枣20枚。

【制用法】将上药加水适量，煎煮30分钟，去渣取汁，与1000毫升开水同入脚盆中，先熏蒸，待温泡洗双脚，每晚1次，每次40分钟。10日为1个疗程。

【功效】滋肾养肝，安神清心。适用于肝肾阴虚所致的神经衰弱。

枣仁黄花粉

【配方】酸枣仁10克，干黄花菜20根。

【制用法】将酸枣仁、黄花菜炒至半熟，捣碎研成细末，睡前1次服完。

【功效】疏肝健脾，宁心安

神。适用于肝气郁结所致神经衰弱。

百合猪肉汤

【配方】百合50克，瘦猪肉200克，精盐少许。

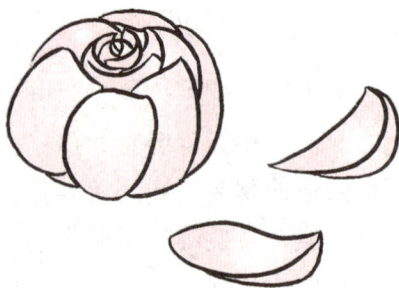

百合

【制用法】瘦猪肉切成小块，与百合加精盐共煮烂熟，顿服。

【功效】清热润肺，养血安神。用治神经衰弱之失眠，肺结核之低热、干咳、气促等。

鲜花生叶水

【配方】鲜花生叶40克。

【制用法】洗净鲜花生叶加水2大碗，煎至1大碗。早晚2次分服，连服3日。

【功效】镇静安神。适用

民间秘方

于神经衰弱所致头痛、头昏、多梦、失眠、记忆力减退。对脑震荡后遗症引起的上述症状，亦有较理想的疗效。

龙眼莲子枣仁醋

【配方】龙眼肉（即桂圆肉）、莲子、酸枣仁各30克，米醋30毫升。

【制用法】将前3味加水500毫升煮熟，然后倒入米醋再煮3～5分钟。每晚服用1次，经常服用有效。

【功效】安神催眠。适用于神经衰弱、心悸、失眠。

蜂蜜

【配方】蜂蜜50克。

【制用法】温开水1杯加蜂蜜调和。睡前顿服。

【功效】养心安神。主治心阴不足所致的失眠多梦。

莲子青心饮

【配方】莲子青心2克。

【制用法】用开水浸泡。代茶饮。

【功效】清心开胃。主治心烦失眠、食欲差。

枸杞大枣蛋汤

【配方】枸杞子30克，大枣10枚，鸡蛋2个。

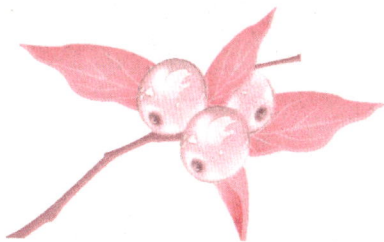

大枣

【制用法】上述材料放砂锅内加水适量同煮，蛋熟后去壳再共煎片刻，吃蛋喝汤，每日1次，连服数日。

【功效】滋肾养肝。适用于肝肾阴虚所致神经衰弱。

生活宜忌

①调整情绪，保持心情愉快。
②加强体育锻炼，多参加有益的社会活动。

高血压

　　高血压是一种以动脉压升高为主要特点，由多基因遗传、环境及多种危险因素相互作用所致的全身性疾病。成年人在未服用降压药的情况下，收缩压大于等于140毫米汞柱和（或）舒张压大于等于90毫米汞柱即为高血压。患者通常感到头痛、头晕、失眠、心悸、胸闷、烦躁和容易疲乏，严重时可发生心、脑、肾功能障碍。中医学认为，引起血压升高的原因是情志抑郁，愤怒忧思，以致肝气郁结，化火伤阴；或饮食失节，饥饱失宜，脾胃受伤，痰浊内生；或年迈体衰，肝肾阴阳失调等。高血压分为原发性高血压及继发性高血压两类。原发性高血压是以血压升高为主要临床表现的一种疾病，约占高血压患者的95％以上。继发性高血压是指在某些疾病中并发血压升高，仅仅是这些疾病的症状之一，故又叫症状性高血压，约占所有高血压患者的不到5％。

降压汤

　　【配方】海藻、茺蔚子各9克，大青叶、炒栀子各5克。

　　【制用法】水煎服，每日1剂。

　　【功效】主治高血压。

刺苍耳子粉

　　【配方】刺苍耳子120克。

　　【制用法】将药研末，每日服6克，服7日，停14日，再服7日。

　　【功效】主治高血压。

备注

　　本方是延边地区民间验方。

治高血压经验方

　　【配方】筋骨草（全草）、鸡血藤、桑白皮各31克。

　　【制用法】水煎服，每日1剂。

　　【功效】主治高血压。

备注

　　本方是1960年浙江中草药经验交流会交流方。

棕皮葵花盘汤

【配方】鲜棕皮18克，鲜向日葵盘40克。

【制用法】水煎服，每日1剂。

【功效】用于治疗高血压病。

槐米菊花水

【配方】槐米100克，野菊花80克，苦丁茶5克。

【制用法】将上药加水适量，煎煮30分钟，去渣取汁，与1500毫升开水同入泡脚盆中，先熏蒸，待药温适宜时浸泡双脚，每日1次，每次30~40分钟。20日为1个疗程。

【功效】滋补肝肾，软化血管，清热降压。主治肝肾不足型高血压。

山楂荷叶茶

【配方】山楂25克，荷叶10克。

【制用法】水煎。代茶饮。

【功效】降压降脂。用于治疗高血压病。

车前草荠菜汤

【配方】荠菜、车前草各15克。

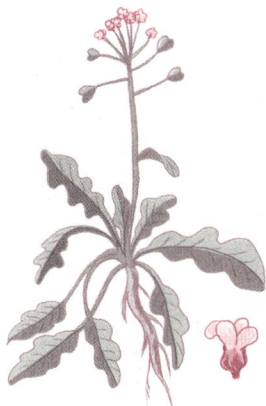

荠菜

【制用法】切碎，水煎服。

【功效】用于治疗高血压病。

芹菜汁

【配方】芹菜（选用棵形粗大者）、蜂蜜各适量。

【制用法】芹菜洗净榨取汁液，以此汁加入等量的蜂蜜，加热搅匀。日服3次，每次40毫升。

【功效】平肝清热，祛风利湿。用于治疗高血压病之眩晕、头痛、面红目赤、血淋，对降低血清胆固醇有很好的疗效。

● 山楂茶

【配方】山楂10枚，冰糖少许。

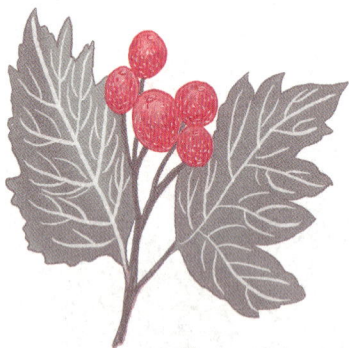
山楂

【制用法】将山楂捣碎，加冰糖煎服。

【功效】软化血管，降低血脂。用于治疗高血压病。

● 西瓜翠衣茶

【配方】西瓜翠衣12克，决明子9克。

【制用法】煎汤代茶饮。

【功效】用于治疗高血压病。

● 菊花酒

【配方】菊花、生地黄、枸杞根各1000克。

【制用法】共捣碎，取水20升煮至5升，用此汁再煮糯米饭

2500克。大曲研碎，同拌令匀，入缸密封，候澄清，日服3次，每服1盏。

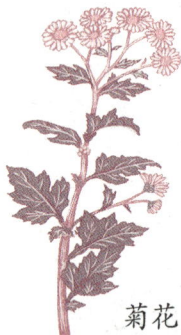
菊花

【功效】壮筋补髓，延年益寿。用于治疗高血压病、糖尿病、动脉硬化症。

● 绿豆猪胆汁

【配方】绿豆60克，猪胆6只。

【制用法】将绿豆与猪胆取汁和匀晒干研末。每服3克，日服3次。

【功效】用于治疗高血压病。

● 芹菜大枣汤

【配方】鲜芹菜（下段茎）60克，大枣30克。

【制用法】水煎。日服2次，连服1个月。

【功效】有降血压和降低胆固醇的作用。用于治疗高血压病、冠心病、胆固醇过高等病症。

备注

肝肾阳虚、脾胃虚弱者不宜用。

向日葵叶汤

【配方】向日葵叶30克（鲜的用60克）。

【制用法】将向日葵叶煎浓汤。服用，早、晚各1次，连服7日。

【功效】降低血压。用于治疗高血压病。

海带根粉

【配方】海带根适量。

【制用法】将海带根晒干粉碎为末。每次服6~12克，每日1~2次，温水送服。

【功效】清热利水，祛脂降压。用于治疗高血压病。

花生叶汤

【配方】干花生叶40克。

【制用法】水煎服。早、晚各服1次。

【功效】用于治疗高血压病。

荞麦藕节汤

【配方】荞麦茎叶60克，藕节30克。

【制用法】水煎服。

【功效】用于治疗高血压病。

生活宜忌

①保持心情愉快，克服不良情绪的影响。

②进行有氧运动。运动可以帮助血压降低。许多研究显示有氧运动对高血压有多种益处，运动的用意在于使血管舒张，以降低血压。即使运动期间血压回升，但运动结束后会再下降。当血压回升时，也不会上升过多。游泳、步行、骑车等，都是有益高血压的运动。

③控制体重，合理膳食，多食含钾食物，补充蛋白质和维生素，戒烟限酒。

糖尿病

糖尿病又称消渴症，是由遗传和环境因素共同作用引起的一组以糖代谢紊乱为主要特征的全身慢性代谢性疾病。此病早期无症状，随其发展可出现多尿、多饮、多食、疲乏、消瘦、尿液中血糖含量增高，或并发急性感染、肺结核、动脉粥样硬化、末梢神经炎、趾端坏死等。早期诊断依靠化验尿糖和空腹血糖及葡萄糖耐量试验。此病重者可发生动脉硬化、白内障、酮症酸中毒等。按病情可采用饮食控制、降血糖药物或胰岛素治疗，避免精神紧张，加强体育锻炼等也有利于预防本病的发生、发展。中医学认为，本病是由于饮食不节、情志不调、恣性纵欲、热病火燥等原因造成。本病多见于40岁以上喜欢吃甜食而肥胖的病人，脑力劳动者居多。创伤、精神刺激、多次妊娠以及某些药物（如肾上腺糖类皮质激素、女性避孕药等）是诱发或加重此病的因素。发病时伴有四肢酸痛、麻木感、视力模糊等。

● 糖尿病特效方

【配方】猪胰1个，黄芪31克。

【制用法】水煎温服，每日1剂。

【功效】对初患糖尿病的患者有特效。

备注

本方是甘肃宝鸡中医王明辕经验方。

● 治糖尿病秘方

【配方】鲍鱼19克，鲜萝卜1个。

【制用法】用8碗水煎至1碗1次服，两日服1次，轻者6～7次痊愈，重症15～20次痊愈。

【功效】对糖尿病有神奇效果。

备注

佛山市中医陈知谋家传验方。

皂角刺伸筋草水

【配方】皂角刺30克，伸筋草、苏木、川乌、草乌、穿山甲各10克。

【制用法】将上药加清水适量，煎煮30分钟，去渣取汁，与2000毫升开水一起倒入盆中，先熏蒸，待温度适宜时泡洗双脚，每日2次，每次熏泡40分钟，14日为1个疗程。

【功效】清热解毒，燥湿止痛。适用于糖尿病足部溃疡、疼痛。

黄芪党参水

【配方】黄芪45克，党参、苍术、山药、玄参、麦冬、五味子、生地、熟地黄、牡蛎各15克。

【制用法】将上药加清水2000毫升，煎至水剩1500毫升时，澄出药液，倒入脚盆中，先熏蒸，待温度适宜时泡洗双脚，每晚临睡前泡洗1次，每次40分钟，20日为1个疗程。

【功效】适用于气阴两虚型糖尿病。症见多饮、多尿、乏力、消瘦、抵抗力弱、易患外感、舌质暗淡、脉细弱。

猪脊汤

【配方】猪脊骨1具，大枣150克，莲子100克，木香3克，甘草10克。

【制用法】猪脊骨洗净、剁碎，大枣去核，莲子去心，木香、甘草用纱布包扎。同放锅内加水适量，小火炖煮4~5小时。分顿食用，以喝汤为主，亦可吃肉、枣和莲子。

【功效】滋阴清热，健脾行气。用治糖尿病口渴、善饥、尿频等。

煎嫩笋

【配方】嫩笋、酱油、盐各适量。

【制用法】将嫩笋削皮切成长方片，用酱油浸泡一下即捞出。锅内放入植物油烧至八成热，下笋片煎炸成黄色即可。

【功效】益气清热。用于治疗糖尿病。

桃胶玉米须汤

【配方】桃树胶15~25克，玉米须30~60克。

【制用法】两味加水共煎汁。日饮2次。

【功效】平肝清热，利尿祛湿，和血益气。用于治疗糖尿病。

双瓜皮天花粉汤

【配方】西瓜皮、冬瓜皮各15克，天花粉12克。

【制用法】加水煎服。每日2次，每次半杯。

【功效】清热祛湿，利水。用于治疗糖尿病之口渴、尿浊。

野蔷薇根汤

【配方】野蔷薇根皮9克。

【制用法】水煎服。日服2次。

【功效】本方适宜于小儿糖尿病。

冷水茶

【配方】茶叶（以未经加工的粗茶为最佳，大叶绿茶次之）10克。

【制用法】将开水晾凉，取200毫升冷开水浸泡茶叶5个小时即可。

【功效】用于治疗糖尿病。

备　注

禁用温开水冲泡，否则失去疗效。据日本新闻媒体报道，日本一教授的研究结果表明：茶叶中含有促进胰岛素合成及去除血液中过多糖分的多糖类物质，因而常饮冷水茶可治疗糖尿病。

菟丝子丸

【配方】菟丝子适量。

【制用法】拣净水洗，酒浸3日，滤干，乘润捣碎，焙干再研细末，炼蜜为丸，如梧子大。日服2～3次，饭前服5～10克。或用胶囊灌服，米汤调下。

【功效】用于治疗上消饮水不止之糖尿病患者。

蘑菇

【配方】蘑菇适量。

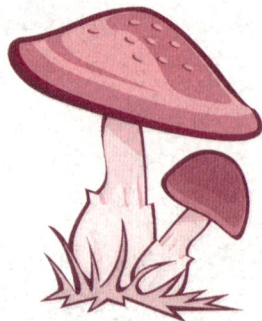

蘑菇

【制用法】做菜或煮汁食饮，常食。

【功效】用于治疗糖尿病。蘑菇培养液具有降血糖作用，常食蘑菇有益于改善糖尿病症状。

豇豆汤

【配方】带壳豇豆（干品）100克。

【制用法】水煎。每日1剂，吃豆喝汤。

【功效】益气，清热。用于治疗糖尿病之口渴、小便多。

瓜蒌根粉

【配方】大瓜蒌根。

【制用法】洗净削去外皮，切块，长寸许，日夜水浸，连续易水，经5日，取出研碎，以绢袋过滤，如制粉法干之。以沸水冲服1～2克，日3～4次，以愈为度。

【功效】用治上消大渴之糖尿病。

糯米花汤

【配方】糯米爆成的米花、桑根白皮各50克。

【制用法】水煎。每日分2次服。

【功效】补中益气，清热。用于治疗糖尿病之口渴。

蚕茧汤

【配方】蚕茧（连蛹）10枚或乱丝绵15克。

【制用法】煎汤，代茶饮。

【功效】用治上消大渴之糖尿病病人。

生活宜忌

糖尿病患者要坚持生活规律，适当参加力所能及的体力活动，但不得过劳。饮食清淡，多吃新鲜蔬菜和含糖量低的水果，控制糖的摄入，忌食肥甘厚味。避免精神紧张，保持皮肤清洁，预防各种感染。

冠心病

冠心病是冠状动脉粥样硬化性心脏病的简称，常因冠状动脉血液供应不足或冠状动脉粥样硬化产生管腔狭窄或闭塞，导致心肌缺氧而引起，是临床上最为常见的一种心血管疾病，在我国发病率甚高。其形成原因多与体内脂质代谢调节紊乱和血管壁的正常功能结构被破坏有关。主要表现为心绞痛、心肌梗死、心律失常、心力衰竭或猝死等。发病以中老年人居多。中医学认为，年老体衰、情志、饮食、劳逸等因素与本病的发生有关，属"胸痹""真心痛""厥心痛"范畴。

● 海带丝

【配方】浸发海带200克，香油、绵白糖、精盐各少许。

【制用法】先将浸软泡发洗净的海带放入锅内煮透捞出，再用清水洗去黏液，沥干水分后，即可把海带摆叠好切成细丝。然后在锅内放入香油，油七成热时，把海带丝稍加煸炒，盖上锅盖，略经油炸，揭开锅盖继续焙炸。当海带发硬、松脆时，便捞出沥去余油入盘，加入绵白糖、精盐拌匀即可食用。

【功效】软坚化痰，利水泄热。对于预防高脂血症、高血压、冠心病、血管硬化等均有一定的作用。

备 注

常食海带，对冠心病有辅助疗效。海带中含有大量的碘，有防止脂质在动脉壁沉着的作用，能使人体血液内胆固醇含量显著下降。

● 朱砂蛋黄油

【配方】鸡蛋黄油30克，朱砂、珍珠粉各3克。

【制用法】共入油内拌匀。每日1剂，分2次服，连服10日。

【功效】用于治疗冠心病、心绞痛、心肌梗死后心绞痛。

● 适量饮酒

【配方】葡萄酒或白兰地

（以低度酒为限）。

【制用法】每天用餐时适量酌饮。

【功效】用于预防冠心病。

白果叶汤

【配方】白果叶、瓜蒌、丹参各15克，薤白12克，郁金10克，甘草4.5克。

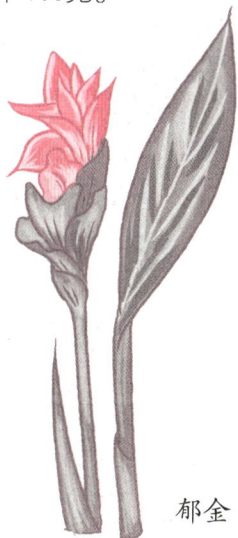

郁金

【制用法】共煎汤。每日早、晚各服1次。

【功效】宽胸，解郁。用于治疗冠心病心绞痛。

乌贼墨囊粉

【配方】乌贼鱼腹中墨囊适量。

【制用法】将墨囊取出烘干研粉。每次1～1.5克，每日2次，用食醋冲服。

【功效】活血，通络，止痛。用于治疗冠心病。

蜂蜜首乌丹参汤

【配方】蜂蜜、何首乌、丹参各25克。

【制用法】先将2味中药水煎去渣取汁，再调入蜂蜜拌匀，每日1剂。

【功效】益气补中，强心安神。用于治疗冠状动脉粥样硬化性心脏病。

苦参茶

【配方】苦参30克，炙甘草10克。

【制用法】煎水。代茶饮，至心律正常为止。

【功效】用于治疗冠心病心律不齐。

陈皮兔肉丁

【配方】兔肉200克，食用油100毫升，陈皮5克，酱油、精盐、醋、料酒、葱、姜、干椒、白糖、味精等各适量。

【制用法】将兔肉切作丁，入碗中，加精盐、食用油、料酒、葱、姜等，拌匀，干辣椒切丝。陈皮温水浸泡切成小块，味精、白糖、酱油加水兑汁。炒锅置火上，倒入食用油烧至七成热，放干椒丝炸成焦黄色，下兔肉丁炒，加陈皮、姜、葱，继续炒至兔丁发酥，烹汁和醋，将汁收干，起锅入盘即成。

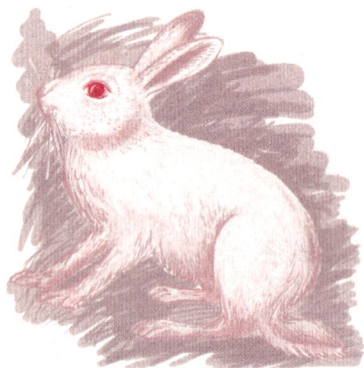

兔

【功效】理气健胃，补益心血，适于冠心病、动脉硬化者食用。

鳢鱼粉

【配方】鳢鱼适量，灵芝30克。

【制用法】将鳢鱼晒干，煅烧研末。灵芝煮水。每次3～6克，每日2次，用灵芝水冲服。

【功效】滋补强身，益心复脉。用于治疗冠心病心律失常、充血性心力衰竭。

丹参茶

【配方】丹参20克。
【制用法】煎水常服。

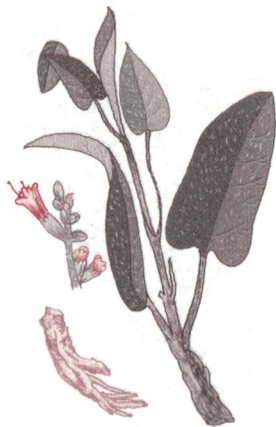

丹参

【功效】对冠心病、脑梗死有效。

香蕉茶

【配方】香蕉50克，蜂蜜少许。

【制用法】香蕉去皮研碎，加入等量的茶水中，加蜂蜜调匀代茶饮。

【功效】降压，润燥，滑肠。用于治疗冠心病、高血压、动脉硬化及便秘等。

备 注

每日服蜂蜜2~3次，每次2~3匙，有营养心肌、保护肝脏、降血压、防止血管硬化的效果。

川芎茶

【配方】川芎10克。

【制用法】煎水常服。

【功效】川芎能通过血脑屏障，有降血压作用，用于治疗冠心病，也能用来治疗脑梗死。

葛根汤

【配方】葛根30克。

【制用法】煎水常服。

【功效】用于治疗冠心病，并对脑梗死、突发性耳聋有效。

银杏叶茶

【配方】银杏叶30克。

【制用法】煎水常服。

【功效】降压作用。用于治疗冠心病。

生 活 宜 忌

①补充硒元素，多摄取膳食纤维，多吃含维生素C的食物，合理搭配饮食，饮食忌过于油腻。

②咨询医生，制订出运动计划，有规律地进行锻炼。

③起床忌过急；饮水忌过凉过烫；排便用力不宜太重。

④自我调节心理平衡，做到情绪稳定，精神愉快。

心绞痛

心绞痛是一种由冠状动脉供血不足、心肌急剧和暂时的缺血与缺氧而致阵发性前胸压榨感或疼痛为特点的临床症候。

本病的发作多在劳累、激动、受寒、饱食、吸烟时。发作时心电图有心肌缺血等表现，即可进行诊断。

● 五灵脂散

【配方】五灵脂（炒）、延胡索（炒）、乳香、没药、高良姜各3克，木香1克。

【制用法】共为细末，每服6克，空腹服下，每天2～3次。

【功效】对心绞痛有特效。

备注

本方是贵州盘县中医门诊所杨国安家传秘方。

● 营心汤

【配方】全瓜蒌31克，清半夏、桂枝、陈皮各13克，韭白、枳实、郁金、五灵脂、蒲黄、桃仁各9克，甘草3克。

【制用法】水煎服，1剂分3次服，1个月为1个疗程。

【功效】对心绞痛有特效。

备注

①心慌、气短者去五灵脂，加党参9～16克，丹参16～31克。②本方是内蒙古人民医院中医科专方。

● 核桃、枣

【配方】核桃1个，大枣1枚。

【制用法】将核桃和大枣分别煨熟，核桃去壳，大枣去核。以生姜汤下，细嚼。

【功效】主治心绞痛。

● 鸡蛋

【配方】鸡蛋25枚，朱砂、珍珠粉各3克。

【制用法】将鸡蛋煮熟，取出蛋黄，放锅内用文火炒，至出黑烟为度。然后放在双层纱布里榨取蛋黄油；榨后再炒，至第二次为止；再将朱砂、珍珠粉加入蛋黄内搅匀。每日服1剂，连服10剂。

【功效】主治心绞痛。

● 老榕树根汤

【配方】老榕树根、余甘根各30克，菁草根15克。

【制用法】上药共入锅煎水。饭后服，每周服药6日，连服4周为1个疗程。

【功效】主治心绞痛。

● 银杏叶茶

【配方】银杏叶5克。

【制用法】将上药洗净，切碎，开水闷泡半小时。每日1次，代茶饮。

【功效】主治心绞痛。

● 黄芪汤

【配方】黄芪30克，当归、白芍药各12克，川芎9克，生地黄15克，炙甘草6克。

【制用法】水煎服。每日1剂，日服2次。

【功效】主治心绞痛。

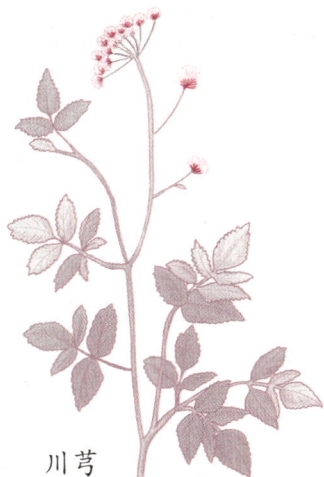

川芎

备 注

本方为刘玉瑛老中医治心绞痛秘方。

● 三七肉桂当归汤

【配方】三七粉3克，肉桂粉15克，当归30克。

【制用法】用当归煎汤冲服三七粉、肉桂粉。每日分3次服。

【功效】主治心绞痛。

● 延胡索汤

【配方】延胡索、五灵脂、草果、没药各等份。

【制用法】研为末，每服6～9克。

【功效】主治心绞痛。

肥胖症

肥胖症是指由于人体新陈代谢失调而导致脂肪组织过多所造成的病症。一般认为体重超过正常标准的20％为肥胖。脂肪主要沉积于腹部、臀部、乳房、颈项等处。常见于体力劳动较少而进食过多的中年人。肥胖可分为单纯性肥胖和继发性肥胖。单纯性肥胖常常是家族性的，可能与遗传因素有关。继发性肥胖是继发于某些疾病的，例如皮质醇增多症、胰岛素瘤、甲状腺功能低下症、性幼稚-多指畸形综合征、多囊卵巢综合征等。患肥胖症者一般出汗多、善饥多食、腹胀、便秘、心慌、气短、嗜睡、不爱活动、不能平卧，还伴有下肢轻度水肿，女性患者则多伴有月经失调、闭经、不育等症状。

● 拌绿豆芽

【配方】绿豆芽50克，米醋、生姜、精盐各适量。

【制用法】绿豆芽择洗干净，入开水锅内焯一下，捞出装盘，加米醋、精盐、生姜末拌匀，即可食用。

【功效】不仅减肥，且有利于保持身体健美。

● 山楂芍药茶

【配方】黄芪15克，山楂、柴胡各12克，白芍药6克。

【制用法】将原料以6碗水煎4碗，作为1日饮用量。

【功效】去脂消积，提高免疫力。

备注

健康而不肥胖者可以每周饮用1～2服，身体较弱者不宜多喝，以免刮胃损筋骨。

● 赤小豆粥

【配方】赤小豆30克，粳米50克。

【制用法】赤小豆、粳米洗净，入锅，加清水煮至粥成。每日早晚食粥。

【功效】治疗肥胖病。

双术汤

【配方】苍术、白术各15克，茯苓、泽泻、陈皮、半夏、黄芪、防己各10克。

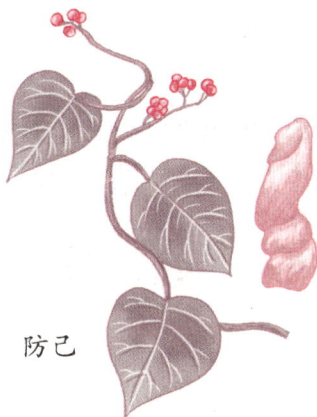

防己

【制用法】水煎服，每日1剂。

【功效】治肥胖病，脾不健运，聚湿成胖。

炒魔芋

【配方】魔芋100克，调料适量。

【制用法】将魔芋和调料入油锅中，翻炒后出勺即可。每日1剂。

【功效】减肥。适用于老年性肥胖。

枸杞汤

【配方】枸杞子60克。

【制用法】水煎，去渣，分服。每日1剂。

【功效】治肥胖症。

拌三瓜皮

【配方】西瓜皮、黄瓜皮、冬瓜皮各200克，精盐、味精各适量。

【制用法】将西瓜皮刮去蜡质外皮，冬瓜皮刮去绒毛外皮，与黄瓜皮一起，在开水锅内焯一下，待冷，切成条状，置盘中，用精盐、味精调味拌匀，佐餐食用。

【功效】减肥，用于治疗肥胖症。

动脉硬化

动脉硬化最常见的是动脉粥样硬化，即动脉血管壁增厚，失去弹性而变僵硬，胆固醇与其他脂肪类物质沉积在动脉管壁上，使动脉腔变得狭小，组织器官缺血，血管壁变硬，发脆易破裂出血。较易发生的部位是主动脉、脑动脉和心脏的冠状动脉。中年以后最易发生动脉粥样硬化，早期病理变化是胆固醇和脂质沉积于动脉内膜中层，并可由主动脉累及心脏的冠状动脉及脑动脉、肾动脉，从而引起管腔狭窄、血栓形成甚至闭塞，导致有关器官的血液供应发生障碍。其主要致病因素是脂肪代谢紊乱和神经血管功能失调。治疗方法主要在于调整脂肪代谢和神经血管功能。适当的体力活动、少吃动物性脂肪和不吸烟为重要防治措施。此外，该病还有动脉中层硬化和小动脉硬化等形式。

● 葱白蜜汁

【配方】葱白、热熟蜂蜜各60克。

【制用法】将葱白捣碎与热熟蜂蜜拌匀，放入开水煮过的瓶内备用。每日服2次，每次半汤勺，只服蜜汁不吃葱，连服30日。

【功效】主治动脉硬化。

备 注

本方是民间验方。

● 三仁一蜜

【配方】蜂蜜2100克，核桃仁1000克，桃仁（去皮）500克，柏子仁300克。

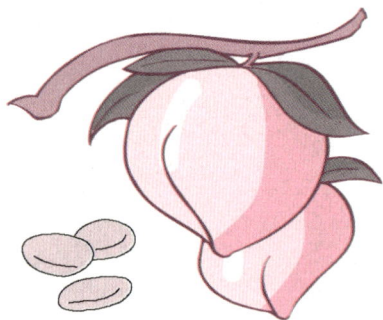

桃

【制用法】将后3味药捣烂如泥，混合一起，用蜂蜜调匀即成。每次服10克，日服2~3次。开水送服。

【功效】本方有益智安神、养血润肤的作用，长期服用不仅可以预防和治疗动脉硬化，而且具有通调血脉、延年益寿的作用。

备　注

本方是民间验方。

槐花汤

【配方】槐花、山楂、丹参、木贼各25克，赤芍药、黄精、川芎、徐长卿、牛膝、虎杖、何首乌各15克。

【制用法】加水煮沸20分钟，滤出药液，再加水煎20分钟。去渣，两煎此汤药液兑匀，分服，每日1剂。

【功效】用于治疗动脉硬化。

人参茶

【配方】人参5克。

【制用法】将人参切成薄片，泡水代茶饮，每日1剂。

【功效】用于治疗动脉硬化，心悸，健忘，多梦。

瓜苓汤

【配方】冬瓜皮500克，茯苓300克，木瓜100克。

【制用法】水煎，去渣后沐浴，每日1次，20~30日为1个疗程。

【功效】用于治疗动脉硬化引起的肥胖病。

海带汤

【配方】海带36厘米。

【制用法】将海带冲水当茶，频饮，每周饮3日。

【功效】预防脑动脉硬化，常饮可软化脑血管。

山楂汤

【配方】山楂肉30克。

【制用法】泡水代茶饮或服食。每日1剂。

【功效】用于治疗动脉硬化。

中风

　　中风又称为脑卒中，是急性脑血管疾病，是一种非外伤性而又发病较急的脑局部血液供应障碍引起神经性损害。因其发病急骤，故也称为脑卒中或脑血管意外。一般分为出血性和缺血性两类。属"脑出血""梗死"范畴。临床表现为突然昏厥，不省人事，并伴有口眼㖞斜、舌强语謇、半身瘫痪、牙关紧闭或目合口张、手撒肢冷、肢体软瘫等。重者可突然摔倒、意识丧失、陷入昏迷、大小便失禁等。中医学认为，脑出血大体属于中脏腑范畴，脑梗死为中经络范畴。乃因患者平素气虚血亏，心、肝、肾三脏阴阳失调，或招受外邪，或内伤七情而致病。老年人易患此病。

● 中风不省人事方

　　【配方】香油63毫升，人工麝香0.06克。

　　【制用法】将人工麝香放入香油内，徐徐灌下即醒。

　　【功效】用于治疗中风不省人事。

备　注

　　本方是民间验方。

● 治中风秘方

　　【配方】何首乌、川乌、草乌、怀牛膝、高良姜、细辛各3

克，人工麝香0.03克。

　　【制用法】将原料共研末，用棉花卷药擦牙床，能消炎开关止痛。

　　【功效】治中风牙关紧闭、水米不下，危在顷刻有神奇效果。

备　注

　　本方是湖南临武中医蒋素安家传五世秘方。

● 天麻蝎梢丸

　　【配方】天麻、蝎梢各15克，白附子、朱砂各9克，人工麝香3克，天竺黄、青黛各6克。

【制用法】上药研末，炼蜜为丸，如皂角子大。薄荷汤下。

【功效】用于治疗小儿中风，昏闷呵欠，手足微冷。

红葡萄酒

【配方】红葡萄酒400毫升。

【制用法】每次饮20～50毫升，每日2～3次，可随饭一起饮用。

【功效】用于治疗脑血栓后遗症，轻度偏瘫。

松毛酒

【配方】松毛1000克，酒1500毫升。

【制用法】将松毛在酒中浸7日。每饮1杯，日服2次。

【功效】用于治疗中风口眼㖞斜，症见两脚疼痛、腰痛、两足不能立地。

朴硝木瓜汤

【配方】朴硝、木瓜、透骨

草、柏子仁各100克。

【制用法】煎汤洗浴，每日2～3次。独活15～30克，桑寄生30克，水煎内服。

【功效】用于治疗中风半身不遂，卧床不起。

荆芥薄荷丸

【配方】鲜荆芥、鲜薄荷各500克。

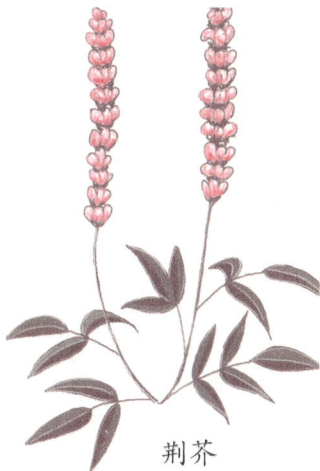

荆芥

【制用法】同捣绞汁，煎熬成膏，余渣取2/3份晒干研末，以膏和为丸。日服3次，每服4~6克。

【功效】用于治疗中风口眼㖞斜。

癫痫

　　癫痫是以脑功能短暂异常为特征的一组临床综合征，有特发性癫痫和继发性癫痫的区别。癫痫的发作大多具有间歇性、短暂性、重复性、刻板性四个特点，以突然昏仆、口吐涎沫、肢体抽搐、移时自醒、反复发作为主要表现。临床上有大发作（羊痫风）、小发作、局限性发作和精神运动性发作等形式。中医称本病为"痫病"，其病因有先天遗传，或大惊卒恐，情志失调，饮食不节，以及继发于脑部疾患，或患他疾之后，使风痰、瘀血等蒙蔽清窍，扰乱神明，其中以痰邪为患最为重要。

痫定散

　　【配方】葛根、郁金、木香、香附、丹参、胆南星各30克，白胡椒、白矾、皂角仁（炒研）、朱砂各15克。

　　【制用法】上药研末和匀为散，装瓶备用。7岁以下每次服3克，7岁以上每次服5克，16岁以上每次服7克，均早、晚各服1次。30日为1个疗程，一般2个疗程即可。服完1个疗程后，停药10日，再进行第2个疗程。连服药30日，发作次数无减少、无症状减轻和好转者为无效，应停药。

　　【功效】用于治疗癫痫。

备 注

　　经治48例，其中治愈43例，发作次数减少、症状减轻者4例，无效1例。7岁以下不用白胡椒。服药期忌情志刺激、浓茶、烟酒、咖啡、白萝卜、茄子、生冷寒凉诸品。

鸡心血

　　【配方】公鸡心9只，白及9克，黄酒适量。

　　【制用法】将公鸡心血挤压出来，放于碗内，再将研成细末的白及粉倒入碗内，同捣为泥。分为2次服，每次以黄酒60毫升为引，2日内服完。

【功效】解热毒，疗惊痫。用于治疗羊痫风。

橄榄郁金明矾膏

【配方】橄榄500克，郁金、明矾各250克。

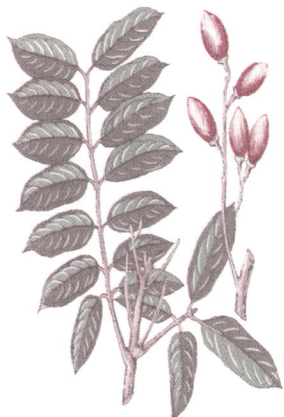
橄榄

【制用法】橄榄捣烂，同郁金加水适量煮成浓汁，去渣后再微火浓煎2次，过滤后加明矾，收成膏。每次1匙，温水送服，每日2~3次。

【功效】行气解郁。用于治疗小儿癫痫。

羊脑龙眼肉汤

【配方】羊脑2个，龙眼肉25克。

【制用法】加水共炖熟后吃。

【功效】养血祛风。用于治疗羊痫风，症见发作时昏倒、牙关紧闭、口吐白沫、不省人事。经常服食有效。

蓖麻根汤

【配方】蓖麻（红茎红叶）根100克，鸡蛋2个，黑醋适量。

【制用法】将鸡蛋破壳煎煮，再入黑醋、蓖麻根共煎。每日1剂分服，连服数日。

【功效】安心神，通经络。用于治疗羊痫风。

羊苦胆粉

【配方】蜜蜂9只，羊苦胆1个，黄酒适量。

【制用法】将蜜蜂装入羊苦胆内，外用黄表纸包七八层，再以绳扎好，黄酒封固，置木炭火上烧烤半小时，去掉泥土后研细末。以黄酒适量冲服，小儿每次3~6克。

【功效】清热解毒，强心安神。用于治疗小儿癫痫。

乙醇（酒精）烧鸡蛋

【配方】乙醇（酒精）100毫

升，鸡蛋2个。

【制用法】将上2味放入大铁碗内，燃酒烧蛋，不时翻动鸡蛋，使蛋熟匀，待酒干后去蛋壳。每早空腹食用，连吃50个。

【功效】补虚损，理气血。用于治疗羊痫风。

● 白矾散

【配方】净白矾。

【制用法】将白矾研成细粉，备用。成人每次服3~5克，每日早饭后、晚饭后、睡前各服1次，温开水冲服。

【功效】清热解毒。用于治疗羊痫风。

● 全蝎粉

【配方】全蝎30克。

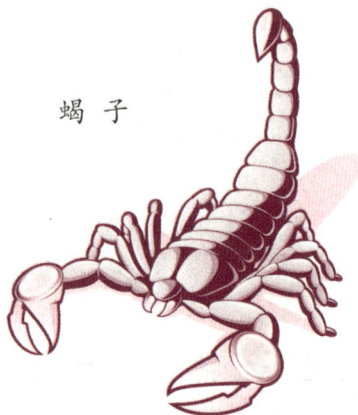

蝎 子

【制用法】先用白酒泡透，再用生甘草炒黄，去甘草，研成细面。成人分10次，患儿12岁以下分20次，空腹米汤送下。忌醋。

【功效】镇惊熄风，通络止痛。用于治疗癫痫。

● 蛋黄人乳

【配方】鸡蛋黄1个，人乳汁15毫升。

【制用法】将蛋黄与乳汁入杯中和匀，1次食之。

【功效】养心安神，益气补血。适用于癫痫。

● 猪脑汤

【配方】猪脑1个，冬虫夏草3克。

【制用法】猪脑（剔去红筋不用），同冬虫夏草炖熟。食脑饮汤，每日服1~2次。

【功效】补脑髓，除脑中邪热，理虚通窍。用于治疗似痫非痫证。

● 山药青黛粉

【配方】山药2克，青黛0.3

克，硼砂1克。

【制用法】将山药晒干，与青黛、硼砂共研成末。每服3克，日服3次。

【功效】清热化痰。用于治疗癫痫。

猪心朱砂粉

【配方】猪心1个，朱砂、川贝母各15克。

【制用法】将猪心用黄泥裹好，焙干，去泥研末。另取朱砂、川贝母捣碎，研末。共拌匀。每次服15克，开水送下。

【功效】益心补血。用于治疗羊痫风。

蚯蚓煨黄豆

【配方】蚯蚓干60克，黄豆500克，白胡椒30克。

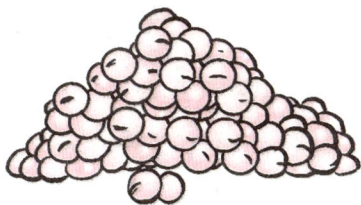

黄豆

【制用法】将上物放入锅内，加清水2000毫升，以文火煨至水干，取出黄豆晒干，存于瓶内。每次吃黄豆30粒，日用2次。

【功效】祛风，镇静，止痉。可用于癫痫病的辅助治疗。

生活宜忌

①避免从事危险工作，如高空和水上、下水作业等。忌驾驶机动车辆、飞机等关系生命安全的活动；忌从事需要高度警惕的警卫等工作，避免在高压电器和高速运转的机械、车床旁工作。

②保持良好心态，对癫痫患者及其家属来说，树立正确的疾病观、保持良好的心理状态非常重要。

风湿性关节炎

风湿性关节炎是一种常见的急性或慢性结缔组织炎症，可反复发作并累及心脏。临床以关节和肌肉游走性酸楚、重着、疼痛为特征。中医学称本病为"三痹"，根据感邪不同及临床主要表现，有"行痹""痛痹""着痹"的区别，其病机主要为风、寒、湿邪三气杂至，导致气血运行不畅，经络阻滞所致。

● 穿山甲川牛膝饮

【配方】穿山甲、川牛膝、清风藤、海风藤、追地风各15克，原浆白酒1500毫升。

【制用法】将原料封闭浸泡在白酒中7日后，每日早晚各服1次，每次30毫升。

【功效】对风湿性关节炎有神奇的效果。

备注

本方是民间验方，治愈率在95%以上。

● 骨节草

【配方】醋1000毫升，骨节草500克。

【制用法】将骨节草切成

段，放进醋锅里煮。烧开后将锅端下，放在地板上，把有病的腿架在锅上面（注意距离适当，以免烫伤），腿上盖上棉垫，用热蒸汽熏有病的腿关节。药凉后再加热。每日1次，每次1个小时。1锅药只能用2次。

【功效】对风湿性关节炎有良好的治疗效果。

备注

有16岁风湿性关节炎患者病情严重时走路困难，多方求治无效，后用本方连续治疗5～8次痊愈，以后再也没犯过。

● 四枝一草水

【配方】鲜桃树枝、鲜柳枝、鲜槐树枝、鲜桑枝各50克，透骨草30克。

【制用法】将上药加清水适量，煎煮30分钟，去渣取汁，与2000毫升开水一起倒入盆中，先熏蒸患处，待温度适宜时泡洗双脚，每日1次，每次熏泡40分钟，10日为1个疗程。

【功效】用于治疗风湿性腰腿痛。

丝瓜络酒

【配方】丝瓜络50克，白酒500毫升。

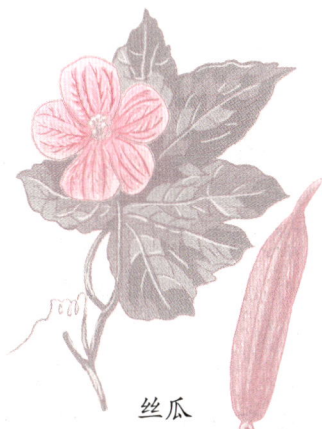

丝瓜

【制用法】将丝瓜络放入白酒里浸泡7日，去渣服用。每次饮15毫升，能饮酒者饮30～90毫升，每日2次。

【功效】通经活络。用于治疗风湿性关节痛。

花椒葱蒜汤

【配方】花椒、葱根、蒜瓣各少许。

【制用法】煎汤擦洗患部。

【功效】用于治疗风湿性关节炎引起的关节痛。

薏苡仁白术汤

【配方】薏苡仁24克，白术15克。

【制用法】水煎服。

【功效】用于治疗湿气性腰痛。

鸡血藤汤

【配方】鸡血藤、伸筋草各9克。

【制用法】水煎服。

【功效】用于治疗风湿性腰痛。

生姜醋

【配方】生姜、醋各适量。

【制用法】将生姜洗净切片，放醋佐餐食用。长期坚持，有特效。

【功效】用于治疗关节炎。

类风湿关节炎

类风湿关节炎是一种以关节滑膜炎为特征的慢性全身性自身免疫性疾病，其发病与细菌、病毒、遗传及性激素有一定关系。临床以慢性对称性多关节肿痛伴晨僵、晚期关节强直畸形和功能严重受损为特征。中医学称本病为"尪痹"，其病机为风、寒、湿、热之邪留滞于筋骨关节，久之损伤肝肾阴血所致。

民间秘方

● 通络熄风汤

【配方】桑枝、忍冬藤、白芍药、萆薢、当归尾各12克，秦艽、蚕沙各10克，豨莶草、薏苡仁各15克，甘草5克。

【制用法】水煎服，每日1剂。

【功效】活络祛湿，熄风缓痛。用于治疗慢性风湿性关节炎、类风湿关节炎、关节疼痛不利、日久不愈或反复发作者。

● 大黄葱白糊

【配方】葱白2根，大黄粉若干，蛋清1个，白糖1勺。

【制用法】将葱白切碎捣烂，放在碗中加白糖、蛋清及大黄粉调成糊状，调匀后即敷在痛点上，覆上保鲜膜并用绷带包扎。每日换1次，连贴2日即可见效。

【功效】对类风湿关节炎有神奇效果。

备 注

有患者看西医不能根治，中医也不见效，用本方后效果出奇得好，对于酸痛有迅速治疗的功能。

● 蠲痹定痛汤

【配方】乌梢蛇、红花各9克，蜈蚣2条，川桂枝6~8克，细辛3~4克，甘草节、制乳香、没药、制草乌、制川乌各4克，雷公藤10克。

【制用法】上药加冷水浸泡2

小时，置砂罐中煎沸后小火煮1小时，药渣再加水煎沸后小火煮半小时。晚睡前热服头汁，次日清晨热服二汁。

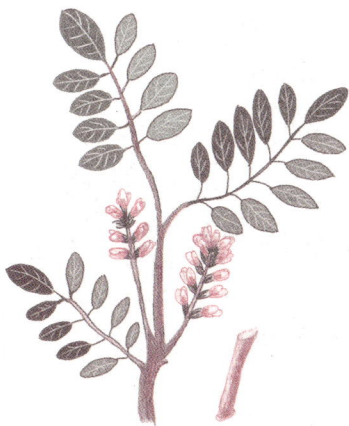

甘草

【功效】用于治疗类风湿关节炎、风湿关节炎、系统性红斑狼疮见关节疼痛或肿胀者。

乌头通痹汤

【配方】制乌头（先煎）、露蜂房各9克，桂枝、甘草各6克，芍药12克，黄芪、穿山龙、地龙、青风藤、钻地风、白僵蚕、乌梢蛇各15克。

【制用法】水煎服，每日1剂。

【功效】温经散寒，驱风除湿，通络扶正。用于治疗类风湿

关节炎。

防风茯苓饮

【配方】防风、茯苓各12克，炙麻黄、葛根、炙甘草各6克，当归、桂枝各10克，秦艽15克，生姜3片，大枣5枚。

【制用法】水煎服。

【功效】治肢体关节疼痛游走不定，屈伸不利，多见于上肢及肩背，初起可兼表证，舌苔薄白，脉浮为主要症状的风痹型类风湿关节炎。

乌蛇祛风通络汤

【配方】乌梢蛇15克，黄芪、伸筋草、老鹳草、豨莶草各20克，当归、羌活、独活各30克，防风、细辛各6克。

【制用法】水煎服。

【功效】用于治疗类风湿关节炎。

蛇虫丸

【配方】白花蛇10条，炙蜈蚣20条，炙全蝎30克，制马钱子20克，炙露蜂房、广地龙、白僵蚕各100克，绿豆25克。

【制用法】将马钱子与绿豆同煮，煮至绿豆开花为度，剥去皮，切片晒干，用土炒至褐色。余6味文火焙干。共研细末，过极细筛，装入零号胶囊900～1000粒。每日服3次，每次8粒，连服40日为1个疗程。

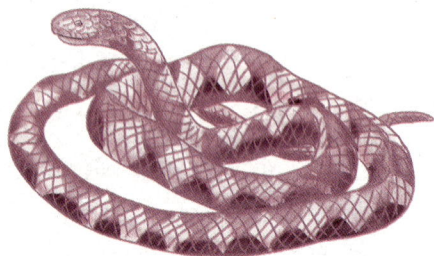

白花蛇

【功效】用于治疗类风湿关节炎。

熟地黄饮

【配方】熟地黄20克，骨碎补、威灵仙各15克，淫羊藿、补骨脂、炙山甲、牛膝、桂枝、赤芍药、白芍药、苍术、知母各10克，川续断12克，制附片、炙麻黄、松节各6克，防风9克。

【制用法】水煎服。

【功效】用于治疗病程较久，关节变形、强直挛缩、屈伸少利、舌质淡或瘀暗、尺脉弱为主要症状的寒痹型类风湿关节炎。

两乌散

【配方】制草乌、制川乌、薏苡仁各100克，生地黄200克，制乳香、制没药各150克，马钱子50克。

【制用法】研末水冲服。

【功效】用于治疗类风湿关节炎，寒型。

生活宜忌

①避免寒冷和潮湿，注意保暖，及时添加衣服。

②注意休息，避免过度疲劳。

③加强关节功能锻炼，疾病稳定期，每日应多次活动所有关节，保持肌肉和关节的正常功能。

第二章

外科秘方

外科疾病也是影响人体健康的一大类疾病，有些虽然是良性疾病，也给患者带来很大的困扰。如痔疮是肛门直肠下端和肛管皮下的静脉丛发生扩张所形成的一个或多个柔软的静脉团的一种慢性疾病，疮疡是一切体表化脓性感染性疾病的总称，肛裂是肛管齿状以下皮肤全层裂伤形成的缺血性溃疡等。本章精心挑选了一些治疗外科病的中医秘方，对症选用，有助于你远离外科病的烦恼。

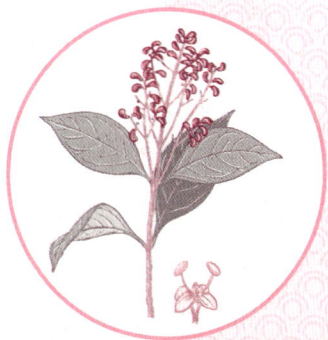

疮疡

　　疮疡是一切体表化脓性感染性疾患的总称，包括所有肿疡和溃疡，如痈疽、疔疮、疖肿、流注、瘰疬等，临床颇为常见。多由毒邪内侵，邪热灼血，以致气血壅滞而成。患者除患处皮肤肿硬、痒痛难忍、脓肿流水外，且多有烦躁不安、焦渴、便秘、精神不振等表现。若不及时治疗，可诱发其他疾病，甚者可能导致皮肤癌，对生命构成威胁。

竹叶黄芪汤

【配方】淡竹叶、黄芪、人参、麦冬、生地黄、川芎、当归、芍药、黄芩、石膏、半夏、甘草各5克。

【制用法】上作1服，水2盏，煎至1盏，饭后服。

【功效】用于治疗各种疮肿。

圣愈汤

【配方】川芎、当归、生地黄、熟地黄、人参、黄芪各10克。

【制用法】上作1服，水2盏，煎至1盏，饭后服。

【功效】用于治疗痈疮出血。

黄连汤

【配方】黄连、当归、芍药、槟榔、木香、黄芩、大黄各10克。

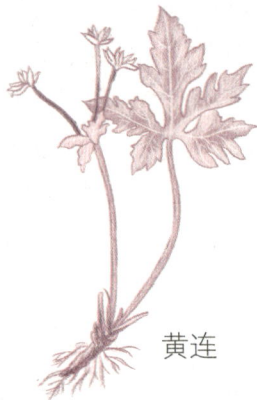

黄连

【制用法】上作1服，生姜3片，水2盏煎至1盏，饭后服。

【功效】用于治疗痈疮皮肤肿硬。

贯众川芎汤

【配方】贯众、川芎、茵陈、地骨皮、荆芥、独活、防风、萹蓄、甘草各10克，当归15克。

【制用法】上为细末，水3碗，煎3沸，去滓，通手洗之。

【功效】用于治疗疮肿。

轻粉白矾硫黄粉

【配方】轻粉、白矾、硫黄各等份。

【制用法】上为细末，用酥油调，临睡涂3次。

【功效】用于治疗疮肿。

久疮膏

【配方】当归、防风、黄蜡各30克，黄芪、芍药、白芷、黄丹各15克，乳香0.3克。

【制用法】上药除黄丹、黄蜡外以油120毫升煎之，候色变去滓，先入黄丹后入黄蜡收之，瓷器贮盛，摊贴患处。

【功效】用于治疗疮疡溃久不敛。

黄芪汤

【配方】黄芪、人参、茯苓、麦冬、川芎、当归、白芍药、熟地黄、官桂、远志、炙甘草各5克。

【制用法】上作1服，水2盅，生姜3片，大枣1枚，煎至1盅，饭后服。

【功效】用于治疗疮肿、发背。

痈疔百效丸

【配方】巴豆、大黄、雄黄各等份。

【制用法】先将巴豆榨去油，合研加入适量醋糊丸，如赤豆大。每段2~8丸，服用5个小时后即泻，经泻四五次后服用冷开水一碗泻即止。

【功效】对于治疗痈疔初起确有效果。

备 注

本方是民间古传验方。张太雷常用。

痔 疮

痔疮又称痔，是肛门直肠下端和肛管皮下的静脉丛发生扩张所形成的一个或多个柔软的静脉团的一种慢性疾病。这种静脉团俗称痔核。按其生成部位不同分为内痔、外痔、混合痔三种，中医学一般通称为痔疮。多因湿热内积、久坐久立、饮食辛辣、或临产用力、大便秘结等导致浊气瘀血流注肛门而患病。内痔的临床特征以便血为主；外痔则以坠胀疼痛、有异物感为主症。在患痔过程中，皆因大便燥结，擦破痔核，或用力排便，或负重进气，使血液壅注肛门，引起便血或血栓。痔核经常出血，血液日渐亏损，可以导致血虚。如因痔核黏膜破损，感染湿热毒邪，则局部可发生肿痛。痔核日渐增大，堵塞肛门，在排便时可脱于肛外。患痔日久者，因年老体弱，肛门松弛，气虚不能升提，痔核尤易脱出，且不易自行回复。

● 无花果汤

【配方】无花果10～20颗（如无果，用根叶亦可）。

【制用法】将上药加水2000毫升放在砂锅内煎汤。于晚上睡前30分钟，熏洗肛门1次，连续7次为1个疗程。无愈，可再继续1个疗程即愈。

【功效】主治痔疮。

备 注

用本法时，须禁用酒、酸、辣等刺激物，以免降低药效。

● 马齿苋猪大肠

【配方】马齿苋100克，猪大肠1截（15厘米长）。

【制用法】先将两物洗净，然后将马齿苋切碎装入大肠内，两头扎好，放锅内蒸熟。每日晚饭前一次吃完，连续服用。

【功效】清热解毒，润肠止血。

备 注

无马齿苋，可用花椒120克代替。

鲜案板草汤

【配方】鲜案板草2000克（干品500克）。

【制用法】上药为1次药量，加水煎开10分钟后倒入盆中，待温时，坐浴30分钟，再将药渣敷于患处30分钟，每日3次，4日为1个疗程。

【功效】主治外痔。

鲜藕汤

【配方】鲜藕500克，红糖50克，僵蚕7个。

【制用法】洗净切片，三者共煮，连汤食用。

【功效】用于治疗痔疮。

硝黄桃红汤

【配方】大黄、桃仁、黄连、夏枯草各30克，红花、芒硝各20克。

【制用法】将前5味药煎水去渣。加芒硝入煎液中拌匀。先用蒸汽熏洗肛门2～3分钟，待药液不烫时，坐入其内20～30分钟，每日1～2次。

【功效】治疗血栓性外痔，一般1～2剂即可见效，2～3日痊愈。

金银花大黄汤

【配方】金银花、红花、黄芩各30克，大黄、芒硝各60克。

【制用法】上药加水浸泡10～15分钟，煮沸25分钟，去渣，药液倒入盆中。先熏洗肛门，药液稍冷后坐浴。每日1剂，熏洗2次。

【功效】用于治疗外痔肿痛，内痔外脱及肛门水肿。

鲫鱼韭菜汤

【配方】鲫鱼1条，韭菜200克。

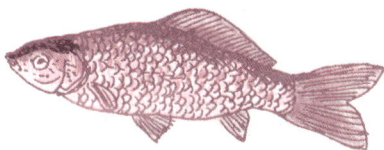

鲫鱼

【制用法】用水煮熟吃。

【功效】用于治疗内外痔。

脱肛

　　脱肛是指肛管和直肠的黏膜层以及整个直肠壁脱落坠出，向远端移位，脱出肛外的一种疾病。中医学称脱肛为直肠脱垂。脱肛发病原因与人体气血虚弱、机体的新陈代谢功能减弱、自身免疫力降低、疲劳、酒色过度等因素有关。

　　本病多见于老人、小儿、久病体虚者和多产妇女。发病之初，患者可有肛门发痒、红肿、坠胀等表现，排便后脱出的黏膜尚能够自动收缩，但随着病情的加深，患者可能出现大便脓血、脱肛不收，此时则需要用手将直肠托回肛门，甚至严重的咳嗽、打喷嚏均可引起直肠再次脱出。脱出的黏膜、肠壁如不能及时收缩，时日一久就可引起肛门发炎、红肿、糜烂、溃疡，直到最后变成绞窄坏死。因此在病变中，若脱出部分摩擦损破，感受邪毒，酿湿生热，出现湿热之症，治疗则当先清利湿热。

● 大肠煮绿豆糯米

【配方】猪大肠300克，绿豆100克，糯米50克。

【制用法】先将猪大肠洗净，绿豆和糯米用水泡半小时，然后把绿豆与糯米塞入大肠内，并加少量水，肠两端用线扎紧，肠壁用针刺几下，然后放入砂锅中加水煮2个小时，即可服食。

【功效】清热解毒，润肠通便。

备注

　　用于治疗小儿脱肛初发、便秘难下、口干多饮者。

● 炒田螺

【配方】田螺1000克，红酒50毫升。

【制用法】洗净的田螺用剪刀把尖部剪去，净锅烧热后放油，下田螺翻炒，炒至螺口上的盖子脱落，放入红酒、葱、姜同炒，加精盐、酱油、水焖10分钟，加胡椒粉翻匀出锅即可。佐餐食用。

【功效】除湿解毒，清热利水。

用于治疗小儿脱肛。

猪肝散

【配方】猪肝250克，黄连3克，阿胶珠、川芎、艾叶各6克，乌梅12克。

【制用法】把猪肝放入锅内焙干，与上药共研末，每服3克，每日3次。

【功效】养血厚肠，收敛固涩。用于治疗痢久肛脱不收。

鳖头冰片粉

【配方】鳖头（干透）30克，冰片4克。

【制用法】将鳖头烧灰存性，再与冰片合研成细末，嘱患者大便后用温开水洗肛门，左侧向卧位由其家属将药末撒上，再右侧向同样撒药，然后轻轻托入。

【功效】用于治疗脱肛。

五倍子艾叶汤

【配方】五倍子、艾叶各15克。

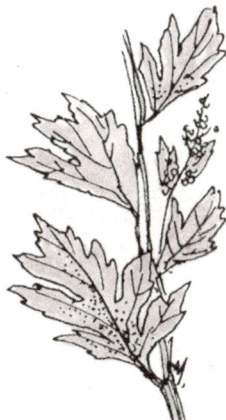

艾叶

【制用法】加水煎汤，先熏后洗肛门患处。

【功效】用于治疗脱肛。

茄子根苦参汤

【配方】茄子根、苦参各60克。

【制用法】加水煎，熏洗患处。每日2次。

【功效】用于治疗脱肛。

肛 裂

肛裂是一种肛管齿状线以下皮肤全层裂伤的疾患。此病多发于肛管后方正中线上。由于肛管解剖上的特点，此处皮肤在排便时因肛管扩张极易受创伤而造成全层撕裂。若齿状线邻近发生慢性炎症，因纤维化而失去弹性更易受损。撕裂创面常因继发感染而形成溃疡，创面较平硬，灰白色，溃疡下端呈一袋状皮赘，酷似外痔，俗称"哨兵痔"。且伴有后肛门疼痛的特征。患者因惧怕疼痛不敢排便，使粪便在肠腔积存过久，变干变硬，下次排便时疼痛更加剧烈，如此形成恶性循环，甚至身感极为痛苦，严重影响工作和学习。

● 熟石膏糊

【配方】熟石膏15克，辰砂、梅片各1克，甘草、玄明粉各5克，腰黄0.5克。

【制用法】共研细末，过筛装瓶备用。用香油或凡士林调糊状涂患处，每日2～3次。

【功效】用于治疗肛裂。

● 椿根汤

【配方】椿根白皮、红糖各30克。

【制用法】将椿根煎2次，早晚各服1次，服用时放红糖拌匀冲服即可。如果肛裂严重，可放10厘米长的猪或羊带肛门部分的大肠头放锅内和药一起煎。

【功效】治肛裂。

备 注

一患者患肛裂已3年，求医无效，后服用本方治愈且再未犯。

● 斑蝥蝓

【配方】斑蝥蝓2个，红糖少许。

【制用法】取粗大斑蝥蝓，撒红糖少许，待斑蝥蝓化成水后，涂患处，可止血。用2～3日。

【功效】治愈肛裂出血。

无花果叶汤

【配方】无花果叶。

【制用法】水煎，每日3~5次洗患处，或浸毛巾湿敷。

【功效】本方治肛裂疗效佳。

烧大蒜

【配方】大蒜若干头。

【制用法】大蒜埋入炭灰烧软后，纱布包，挟肛门，每日换2~3次。

【功效】轻微肛裂用本方1周，可根治。

鸡蛋黄油

【配方】鸡蛋黄1个。

【制用法】将熟蛋黄揉碎用文火加热，取油涂患处，每日1~2次。

【功效】用于治疗肛裂，出血，疼痛。

忍冬藤汤

【配方】连翘12克，忍冬藤、天冬、麦冬、生地黄、玄参、生山栀各9克，黄连、莲心、生甘草各5克，灯芯草3克，绿豆30克。

【制用法】先泡后煎，每剂煎2次，取2次药液混合，再浓缩成100毫升，备用。每日服2~3次，每次服30毫升。

【功效】用于治疗肛裂。

白及蜂蜜膏

【配方】白及150克，蜂蜜40克。

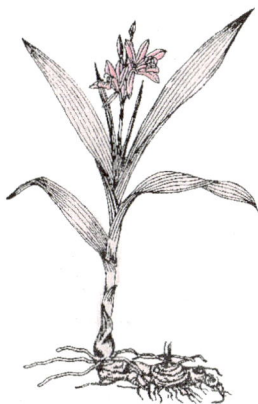

白及

【制用法】将白及入锅，加水适量，煮沸至汁稠，除去白及，用文火将药汁浓缩至糊状，离火，与煮沸的蜂蜜混合均匀，冷后入瓶制成白及膏，便后涂患处，敷料固定，每日1次。

【功效】用于治疗肛裂。

疝 气

疝气俗称"小肠串气"，一般泛指腔体内容物向外突出的病症。可因部位不同而分多种类型，常见有腹股沟疝、股疝和小儿脐疝等。其发病多与肝经有关，故有"诸疝皆属于肝"之说。本病多以气痛为主症。

● 小茴香汤

【配方】荔枝核7个，小茴香、乌药各6克，橘核、海藻、陈皮、川楝、青皮各3克。

【制用法】水煎服，每日1剂。

【功效】主治男子疝气病。

备 注

本方是广西北海传染病医院原老中医段济世经验方。

● 治寒疝验方

【配方】大黄、制附子、香橼各6克，细辛3克。

【制用法】水煎服2次，每日1剂。

【功效】用于治疗寒疝偏痛、脉弦紧者。

备 注

本方是江苏名老中医曹向平收集的经验良方。

● 热黑豆包

【配方】黑豆5～6大碗。

【制用法】将黑豆分为2等份，用清水洗净，其中1份趁湿置于锅中，小火翻炒，时时洒以清水，片刻后，锅中即蒸汽飞腾。立刻将炒好的黑豆趁热包扎于黑色布中，马上给患者使用，包扎时不可太紧，使黑豆在包中有转动余地。治疗时以日落时候较适当，患者卧于床上（室不可通风），脱去下衣覆大被，将热豆布包置于生殖器官之周围，慢慢移动而烫之，如温度降低，应马上再换新炒热之黑豆包，继续加烫，如此反复约10数次，待患者

民间秘方

全身出汗，疝疾可好。

【功效】用于治疗疝气胀痛。

樱桃核粉

【配方】樱桃核（陈醋炒）60克。

【制用法】将樱桃核研为细末，每服15克，开水送下。

【功效】用于治疗疝气。

胡椒粉

【配方】胡椒10余粒。

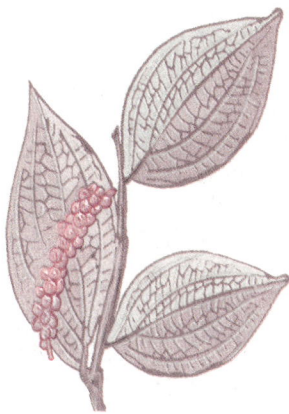

胡椒

【制用法】研细，掺膏药上，烘热。贴阴囊上，痛即止，偏缩者贴小半边。

【功效】用于治疗寒疝、痛连小腹及睾丸偏缩者。

荔枝核粉

【配方】荔枝核15克。

【制用法】将荔枝核焙干为末，空腹白糖调服。

【功效】温阳散寒。用于治疗疝气疼痛。

龙眼核粉

【配方】生龙眼核50克。

【制用法】将龙眼核洗净，瓦上焙干为末，每日9克，用黄酒服。

【功效】温阳散寒。用于治疗疝气疼痛。

炒食盐

【配方】食盐、醋各适量。

【制用法】食盐一撮，炒热。醋调涂脐中，上以艾绒搓成黄豆大，燃火灸之。

【功效】散寒，止痛。用于治疗小儿疝气。

急性胆囊炎

急性胆囊炎是由于胆汁滞留和细菌感染而引起的胆囊炎症，常因胆囊内结石阻塞胆管，使胆汁滞留形成对胆囊的慢性刺激所引起，也可因肝脏的长期炎症，使肝周围组织发生炎性病变所引起。本病多发于中年女性。患病以后可有上腹疼痛及消化不良等症状。腹痛可为针刺样或刀割样，并有规律性发作。有时还会引起恶心、呕吐、发热。常因饱餐、进食高脂肪、油类或寒冷等因素诱发。急性胆囊炎如治疗不及时或伴有胆囊内结石时常发展为慢性胆囊炎。

● 蒲公英汤

【配方】鲜蒲公英全草100~150克。

【制用法】水煎服，15日为1个疗程，连续使用1~2个疗程，即可根治。

【功效】用于治疗急性胆囊炎。

● 小麦秆汤

【配方】鲜嫩小麦秆100克（采取春天已灌浆、尚未成熟的小麦），白糖少许。

【制用法】麦秆加水煮半小时左右，加白糖使之微甜，代茶饮，每次半小碗，每日3次。

【功效】消炎利胆，适用于胆囊炎。

● 扁竹根汤

【配方】扁竹根、淫羊藿各40克。

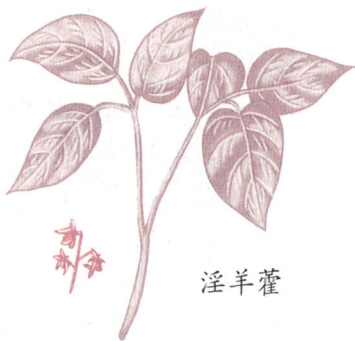

淫羊藿

【制用法】水煎服，每日2次服完。

【功效】用于治疗急性胆囊炎。

大黄黄柏汤

【配方】大黄、黄柏、柴胡各12克，白芍药、枳实、半夏、郁金各9克，龙胆草6克，干姜10克。

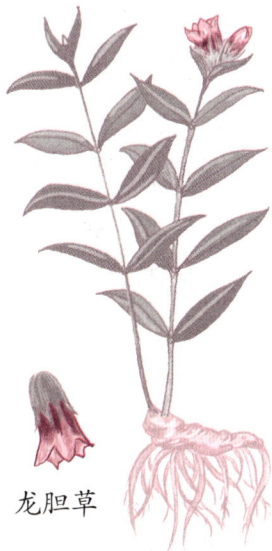

龙胆草

【制用法】水煎服，每日1剂，分2次服完。

【功效】用于治疗急性胆囊炎。

黄白汤

【配方】大黄45克，白芍药60克。

【制用法】加水煎，去渣。频服，以缓泻为度。每日2次。

【功效】用于治疗急性胆囊炎。

炎。

大黄雪金汤

【配方】生大黄、郁金各10克，山楂、金铃子各120克，积雪草20克。

【制用法】水煎服，每日1剂。

【功效】用于治疗急性胆囊炎。

蒲公英汤

【配方】蒲公英90克。

【制用法】加水煎，去渣。顿服，每日1~2剂。

【功效】用于治疗急性胆囊炎。

嫩柳枝

【配方】嫩柳枝20克，猪苦胆1只。

【制用法】将嫩柳枝煎成约50毫升液，然后趁热将猪苦胆汁混入，用白糖水送服，每次25毫升，每日2次。

【功效】用于治疗急性胆囊炎。

慢性胆囊炎

　　慢性胆囊炎是胆囊疾病中最常见的疾病。本病有时为急性胆囊炎的后遗症，但多数病例以往并无急性发作史。大多数的慢性胆囊炎都有胆道梗阻或胆汁流通不畅等因素存在。慢性胆囊炎的临床表现，随病理变化的程度及有无并发症而表现有所不同，轻者可无症状，一般患者有轻重不同的腹胀、上腹部或右上腹不适感、持续性疼痛或右肩胛区放射性疼痛，胃中有灼热感、嗳气、反酸，特别是在饱餐后或食油煎及高脂肪食物后加剧。中医学认为，本病是由于饮食不节、进食油腻食品、寒温不调、情志不畅及虫积等因素，导致肝胆气滞、湿热壅阻、通降失常而成。

● 白术陈皮汤

　　【配方】白术12克，白芍药、陈皮各10克，防风6克。

　　【制用法】水煎服，每日1~2剂。

　　【功效】用于治疗慢性胆囊炎。

● 白芍柴胡汤

　　【配方】白芍药20克，柴胡、黄芩、丹参、玄胡、连翘各15克，甘草5克。

　　【制用法】水煎服，每日1剂。

　　【功效】用于治疗慢性胆囊炎。

● 大黄冰片

　　【配方】大黄30克，冰片5分。

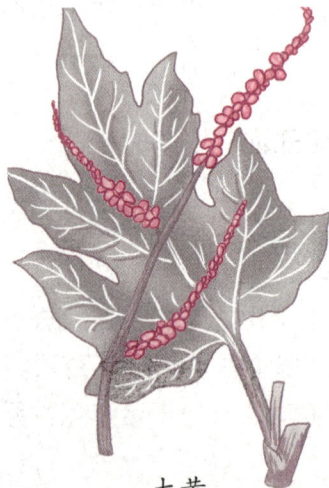

大黄

【制用法】研成细末，用适量醋调成糊状，敷于胆囊区（右乳直下肋缘边左右），每日数次。

【功效】用于治疗慢性胆囊炎。

柴胡青蒿汤

【配方】柴胡、青蒿、枳实、茯苓、郁金、陈皮、法半夏各10克，白芍药6～10克，威灵仙15～30克，生甘草3克。

【制用法】水煎服，每日1剂，分2次服。

【功效】疏肝利胆和胃。主治慢性胆囊炎。

柴胡郁金汤

【配方】柴胡、延胡索、木香各10克，白芍药、郁金各15克，绵茵陈30克，香附12克，青皮、甘草各5克。

【制用法】水煎服，每日1剂，分2次服。

【功效】疏肝利胆。适用于慢性胆囊炎。

玉米须茵陈汤

【配方】玉米须60克，茵陈30克，栀子、郁金各15克。

【制用法】水煎服，每日1剂。

【功效】用于治疗慢性胆囊炎。

连翘白蔻仁汤

【配方】连翘、白蔻仁各10克，板蓝根20克。

【制用法】水煎服。

【功效】用于治疗慢性胆囊炎。

柴胡香附汤

【配方】柴胡、川楝子、香附各15克。

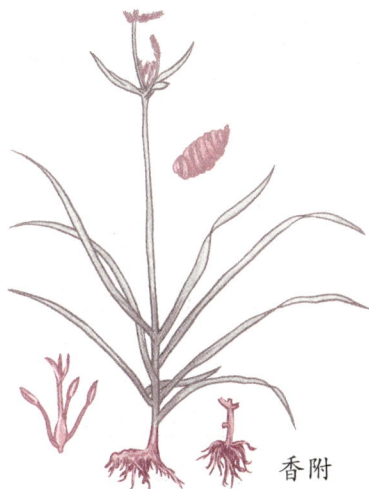

香附

【制用法】水煎服。

【功效】用于治疗慢性胆囊炎。

胆石症

　　胆石症是指胆囊或肝内外胆管任何部位发生结石的一种疾病。胆石形成与代谢紊乱、胆汁瘀滞引致胆汁成分异常和胆管系统感染有关。胆石按成分可分为纯胆固醇、胆色素钙盐及混合性三类，我国以胆色素结石最多见。可呈单个、多个或泥沙样。常伴有胆囊炎及胆管炎。两者互为因果。平时无症状。病发时突然发生剧烈难忍的右上腹阵发性绞痛，称为胆绞痛。有时可伴有黄疸和发热。中医学认为，本病由肝胆气滞、湿热郁积所致。采用以清热利湿、行气止痛、利胆排石的中草药为主的中西医结合治疗，如屡有发作，须用手术治疗。

● 鸡内金粉

　　【配方】鸡内金30克，滑石（包煎）20克，玄明粉10克。

　　【制用法】共研细末，分装30包，早、晚各1包。1个疗程15日。

　　【功效】用于治疗泥沙型胆结石。

● 金钱草茯苓汤

　　【配方】金钱草30克，威灵仙、茯苓、鸡内金、生山楂、丝瓜络各15克，白术炒、厚朴各12克，青皮、陈皮、片姜黄各10克。

　　【制用法】水煎服。

　　【功效】健脾祛湿，宣窍通络，治胆石病，症见形体肥胖、肩背酸困、右上腹闷胀疼痛、恶心纳呆，舌苔白腻、脉弦而滑者。

● 如神消石汤

　　【配方】海金沙（包煎）63克，过路黄、绵茵陈、连钱草各31克，大枣7枚。

　　【制用法】水煎服，每日1剂。

　　【功效】对胆石症与胆囊炎有显著疗效。

备　注

　　本方是江西省南昌铁路局萍

乡医院中医科收集秘方。

● 三金汤

【配方】金钱草、海金沙（包煎）、鸡内金各15克，柴胡、枳实、半夏、大黄、白芍药各10克，甘草5克。

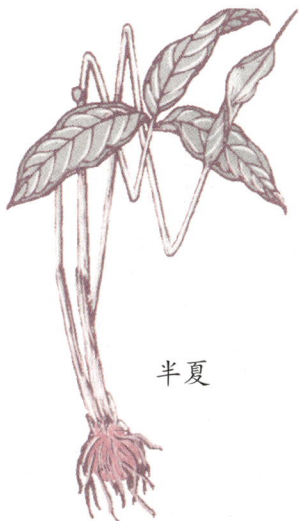

半夏

【制用法】加水煎沸15分钟，滤出药液，再加水煎20分钟，去渣，两煎所得药液兑匀。分服。每日1～2剂。

【功效】治胆石症，肝胆湿热，往来寒热，胸胁苦满，胁痛
掣背，厌食油腻，尿黄。

● 虎杖金钱草汤

【配方】虎杖、金钱草、海金沙、广郁金、鸡内金各15克。

【制用法】水煎服，每日1剂。疼痛加白芍、川楝子、延胡索，湿热重加茵陈、黄芩，大便干加生大黄。

【功效】用于治疗胆管结石症。

● 消炎排石汤

【配方】连钱草、马蹄金、匍伏堇各31克。

【制用法】水煎服，每日1剂。

【功效】对胆石症有神奇效果。

备 注

本方是江西省井冈山人民医院原老中医张博儒老先生经验良方。

肾结石

肾结石是指某些无机盐物质在肾脏内形成的结晶。多发生于20~40岁的中青年人，结石常是由于机体内胶体和晶体代谢平衡失调所致，与营养代谢紊乱、感染、尿淤积、泌尿系异物以及地理气候等因素有关。结石较少时常无明显的症状表现，只是在X线检查时才可发现。结石较大时可出现疼痛，为同侧腰痛、肾绞痛、尿内带血等。中医属"淋证"范畴。

● 二茴汤

【配方】大茴香、小茴香各5克，大黄6克，金钱草（后下）18克，萹蓄30克。

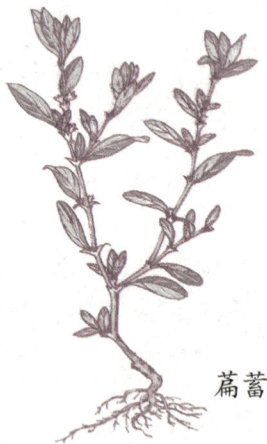

萹蓄

【制用法】水煎服。煎服黄豆卷汤以助药力。

【功效】用于治疗肾结石。

● 玉米心茶

【配方】玉米心10个。

【制用法】加水适量煎20分钟，取汁代茶饮。

【功效】用于治疗肾结石。

● 酸梅醋

【配方】青酸梅2500~5000克，麦芽糖、食用白醋各适量。

【制用法】将青酸梅洗净晾干，放在洗净的宽口瓶中，倒入白醋，将梅子全部淹没，再放入麦芽糖（500克青酸梅用50克麦芽糖），封口后放在阴凉处，2~3个月后即可饮用。饮用时应兑上3~5倍的凉开水。

【功效】能有效治疗肾结石

与痛风。

备注

如果是糖尿病患者则不必加麦芽糖。

草珊瑚汤

【配方】草珊瑚30克。

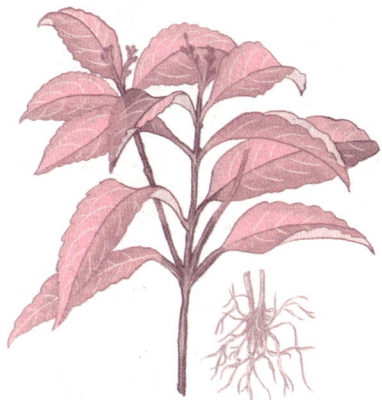

草珊瑚

【制用法】水煎服,每日1剂,分2次服,亦可用酒泡服。

【功效】用于治疗肾结石。

金血汤

【配方】金钱草、大枣各18克,血琥珀、沉香各3克,锦大黄6克,木通、冬葵子、生地黄各12克,当归尾9克。

【制用法】净水1000毫升,煎至300毫升,每日1剂,渣复煎1次,分2次服。

【功效】用于治疗肾结石效果显著。

备注

药后自然排出;若有血尿加蒲黄、怀牛膝各9克。

肾茶汤

【配方】肾茶20克。

【制用法】鲜品洗净切片,水煎内服,每日3次。

【功效】用于治疗肾结石、膀胱结石效果好,泡茶饮有预防作用。

薏苡仁汤

【配方】薏苡仁120克,肾茶60克。

【制用法】共煎,每日1剂,分2次服完。

【功效】用于治疗肾结石。

威灵草汤

【配方】威灵仙、金钱草各60克。

【制用法】水煎服,每日1剂,日服2次,连服5日。

【功效】用于治疗肾结石。

慢性阑尾炎

阑尾炎是一种常见的腹部疾病，可分为急性和慢性两种。慢性阑尾炎经常腹部发生剧痛，脐之右侧，其痛更厉害，用手按之，患者攒眉呼痛，几乎跳起来，如吃得太多，往往会引起阑尾的疼痛。有的患者由于畏惧开刀，有的因时间上不许可或不方便，也有人主张阑尾自有其用途，所以都采用药服，既能治好病痛，又免受开刀之苦。

● 三黄栀子汤

【配方】金银花31克，黄连、黄芩、黄柏各25克，栀子、川芎、连翘各19克，大黄13克，当归6克。

【制用法】用适量水煎取1碗，分4次服，每隔4小时服用1次。

【功效】本方配合针灸阑尾穴，对阑尾炎有神奇疗效。

备 注

本方是广西资源县医学卫生科学研究所老中医齐德生经验良方。

● 千里光汤

【配方】千里光、白花蛇舌草、鬼针草、败酱草各15克，鲜黄蜀葵根适量。

【制用法】每日1剂，水煎2次服，连服数剂。鲜黄蜀葵根捣烂敷患处。

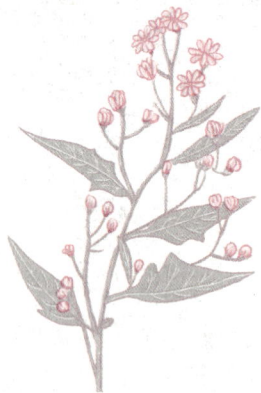

千里光

【功效】主治化脓性阑尾炎。

● 红花蛇汤

【配方】白花蛇舌草、红藤各31克。

【制用法】煎水兑酒少量服，每天2次，每日1剂。

【功效】主治急、慢性阑尾

炎。

备注

本方是江西彭泽县老中医贵铭常经验良方。

大黄汤

【配方】大黄、牡丹皮各10克，桃仁6克，芒硝16克，葵花子、薏苡仁、延胡索各9克。

【制用法】水煎服，每日1剂，早、晚各服1次。

【功效】用于治疗慢性阑尾炎。

败酱草汤

【配方】败酱草、田基黄、苦职各30克，鬼针草60克。

【制用法】鲜品洗净切碎，开水炖服，每日1剂。

【功效】对慢性阑尾炎疗效颇佳。

白红草汤

【配方】白毛夏枯草、红藤各30克，枳壳、木香各15克。

【制用法】水煎服，每日1剂。

【功效】用于治疗慢性阑尾炎。

炎。

香附汤

【配方】香附15克，栀子、枳实、桃仁、麦芽、山楂、木香、鸡内金各10克，远志、神曲、枳壳、甘草各5克。

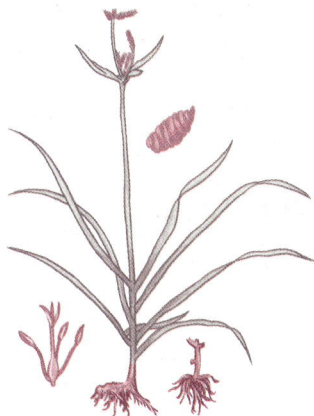

香附

【制用法】水煎服，每日1剂。

【功效】用于治疗慢性阑尾炎。

大田螺

【配方】大田螺30个。

【制用法】将肉捣烂用荞麦粉拌和，再捣之，摊于布上，贴敷于阑尾部位。

【功效】用于治疗慢性阑尾炎。

急性乳腺炎

急性乳腺炎是由细菌感染引起的乳腺组织急性化脓性病变，多见于哺乳期和初产后3～4周的妇女，由致病菌金黄色葡萄球菌、白葡萄球菌和大肠埃希菌引起。病初仅表现为乳房部红肿热痛，如处理不及时，可形成脓肿、溃破或瘘管。常伴有皮肤灼热，畏寒发热，患乳有硬结触痛明显，同侧腋窝淋巴结肿大等症状。中医学谓之"乳痈""吹乳"。主要由于情绪不畅、肝气不舒导致经络阻塞、气血瘀滞而发病。

● 神效二皮汤

【配方】陈皮16克，青皮9克，甘草6克。

【制用法】水煎2次，每日1剂，分3次服。

【功效】用于治疗乳腺炎。

备 注

本方是安徽巢湖市中医院杨陆三经验良方。

● 白芷粉

【配方】生半夏3克，白芷、北细辛各0.6克。

【制用法】上药共研末，分次以药棉裹塞鼻孔（与患侧交叉）。

【功效】用于治疗乳腺炎初起，红肿疼痛。

备 注

本方是长沙坪塘卫生院原老中医杨炳南家传经验良方。

● 生半夏粉

【配方】生半夏适量。

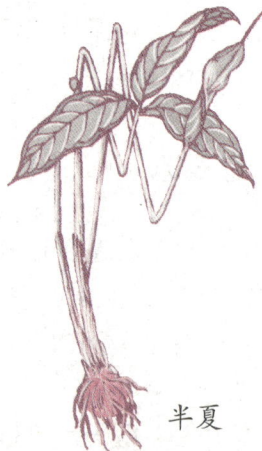

半夏

【制用法】生半夏晒干，研成细末，入瓶备用。以药棉包裹生半夏粉0.5克，塞患乳对侧鼻孔。

【功效】用于治疗急性乳腺炎。

仙人掌

【配方】鲜仙人掌60～100克，白矾5～10克。

【制用法】将仙人掌用火炭烙去毛刺，捣碎，与白矾细末混匀，加入适量清水调呈泥状，敷贴患处，用纱布包好固定。每日更换1次。

【功效】用于治疗急性乳腺炎。

野葡萄根

【配方】新鲜野葡萄根适量。

【制用法】将新鲜野葡萄根之内皮切碎，捣烂，加入适量食醋拌匀，外敷于患处，每日2次。

【功效】用于治疗急性乳腺炎。

桃仁朴硝膏

【配方】桃仁30克，青黛15克，朴硝20克，蜂蜜适量。

【制用法】将前3药放入蒜臼或粗瓷碗中，以木杵捣烂，再入蜂蜜同捣，成为稀膏状待用。将上述药膏摊于比红肿范围稍大的纱布上，贴在患部，外以橡皮膏固定，每1～2日换1次，连续5次为1个疗程。

【功效】用于治疗乳痈。

瓜蒌公英汤

【配方】全瓜蒌、蒲公英各25克，金银花、连翘、甲珠各10克，牡丹皮、当归尾、白芷各7克，甘草3克。

【制用法】水煎服，每日1剂。

【功效】清热解毒，散结消痈。用于治疗乳痈初起未成脓者。

蒲公英汤

【配方】蒲公英、金银花、全瓜蒌各25克，连翘、柴胡各15克，青皮、陈皮、王不留行、黄芩各10克，路路通12克，恶露未尽加益母草25克。

【制用法】水煎服，每日1剂，分早、晚2次服。

【功效】用于治疗急性乳腺炎。

烧烫伤

烧烫伤亦称灼伤，是指高温（包括火焰、蒸汽、热水等）、强酸、强碱、电流、某些毒剂、射线等作用于人体，导致皮肤损伤，可深在肌肉、骨骼，严重的合并休克、感染等全身变化。按损伤深浅分为三度。Ⅰ度烧伤主要表现为皮肤红肿、疼痛。Ⅱ、Ⅲ度烧伤主要表现为皮肤焦黑、干痂似皮革，无疼痛感和水泡。Ⅱ、Ⅲ度烧伤常常产生感染、脱水、休克、血压下降的表现。

● 烫伤奇方

【配方】炉甘石、玄明粉各31克。

【制用法】上药共煅研为粉末，调麻油搽患处，每日2次。

【功效】治疗火烫伤患者多例，一般3日即愈。

备注

本方是湖南衡阳市中医院原老中医曾巨卿经验良方。

● 烫伤灵验方

【配方】白芨适量（最好广西出产，用其根）。

【制用法】以白芨根用洗米水磨涂伤处，日涂数次。

【功效】对Ⅰ度、Ⅱ度水火烫伤有效。

备注

本方是河北保定市名老中医高光宇的经验方。

● 复方紫草油

【配方】紫草片300克，黄连片90克，冰片3克，植物油500毫升。

【制用法】先将紫草片、黄连片放入植物油内，浸泡48小时后，以文火熬沸为度，勿熬枯焦，过滤去渣，稍冷后放入冰片即成，装入无菌瓶内备用。视创面的情况和部位，采用暴露或包扎疗法。①暴露疗法：对头、面、颈、胸、会阴部Ⅰ度烧伤，创面按常规清创，用棉签或消毒毛刷将油涂患处即可。②包扎疗法：适用于四肢Ⅱ度烫伤，用

2～3层纱布包扎。

【功效】用治Ⅰ、Ⅱ度烧伤。

当归金银花汤

【配方】当归、黄芪12克，金银花、黄柏15克，生甘草、桔梗各9克，白芷10克。

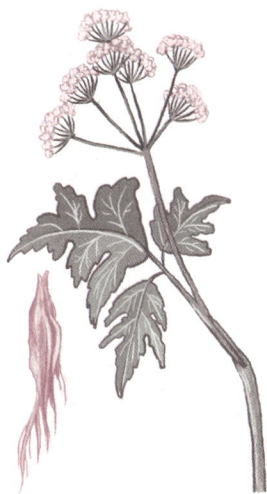

当归

【制用法】水煎，每日1剂，分3次服。

【功效】和营固卫，解毒排脓。适用于烧伤或疮疡余毒不尽，营卫不和而微红微肿，或出现痂下脓水不尽之患者。

枣柏汤

【配方】酸枣根皮60克，黄

柏皮20克。

【制用法】水煎，过滤，缩成浓汁30毫升，外用涂患处，每日3～5次，连用2日。一般暴露伤口，结痂后以无菌纱布包扎。

【功效】用于治疗水火烫伤。

诃子地榆油

【配方】诃子、地榆各250克，虎杖150克，乳香10克，没药50克，冰片20克，香油2000毫升。

【制用法】除冰片外，香油及诸药入锅，将药煎枯去渣，再将研细之冰片加入油中调匀，以贮备用。首先在严格遵守无菌操作下，用38℃左右的消毒等渗盐水，或2％黄连水冲洗创面，并以纱布轻轻地抹去污染及异物，大水泡应刺破，流出积液，用纱布吸干，再用棉球蘸烫伤油涂于创面，每日涂3～4次。疮面宜暴露，不予包扎。

【功效】用治Ⅰ度、浅Ⅱ度烧伤，尤以手、足、头、面为宜。

黄连红药散

【配方】黄连、红药子各30

克，冰片3克。

【制用法】研细末，香油调外用，每日涂1次，包扎患处。

【功效】用于治疗Ⅰ度、浅Ⅱ度烧伤。

● 蜂蜡豆油

【配方】蜂蜡50克，豆油45毫升。

【制用法】煮成膏，将膏敷于创面，每日3～5次。

【功效】用于治疗烧伤、烫伤。

备注

本膏制作简单，价廉，而且用之方便。

● 蜂蜜

【配方】蜂蜜适量。

【制用法】用蜂蜜涂敷伤面。每日3～5次。

【功效】用于治疗烧伤。

● 泡桐叶油

【配方】泡桐叶、芝麻香油各适量。

【制用法】将泡桐叶洗净晒干，研末，过筛备用。用时取香油少许与泡桐叶粉调成糊状，清洁创面后将药敷于创面，每日换药3次。

【功效】清热止痛，消肿。主治新鲜Ⅰ度、Ⅱ度烧伤及小面积Ⅲ度烧伤。

● 糖醋丝瓜叶

【配方】鲜丝瓜叶适量，食醋、白糖各等份。

【制用法】将鲜丝瓜叶捣成绒，浸于糖、醋中，取适量敷于伤处，每日2次。

【功效】清热解毒。适用于烧烫伤。

● 生石灰

【配方】生石灰500克。

【制用法】将石灰溶于凉开水中，搅拌，静置，取其澄清水，加等量麻油，搅匀即成。外涂于患处。

【功效】用于治疗烧伤。

● 黄瓜汁

【配方】生黄瓜数斤。

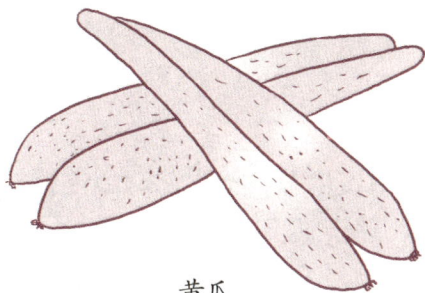
黄瓜

【制用法】用冷开水反复洗净，捣烂取汁放在事先消毒好的容器中，用消毒棉签蘸黄瓜汁涂于伤面，轻者每日涂3次，重者每日涂6～9次。

【功效】用于治疗烧伤，复原快，愈后无瘢痕。

地榆川军膏

【配方】生地榆、炒地榆、生川军、寒水石各31克，冰片15.6克。

【制用法】上药研末，用香油或凡士林适量调成膏状，外涂患处，每日2次。

【功效】清热，消炎，止痛。用于治疗Ⅰ度、Ⅱ度中小面积烧伤。

生活宜忌

①发生烫伤最重要的急救措施是迅速脱离热源，比如是火焰烧伤，应设法使伤者离开火焰；衣服仍在燃烧，可令其在地上打滚或用冷水浇泼浸泡，或用棉被、线毯等物把身体裹住，然后迅速脱去衣服，盖上清洁的布罩或床单；如被开水、热汤、热粥等烫伤，特别是眼看着烫伤发生时，最简单可靠的急救方法是把烫伤部位浸泡在水中，如不便浸泡，可用自来水冲洗，越快越有效，浸泡或浇淋至少20分钟以上。

②强酸烧伤可用3％～5％碳酸氢钠冲洗创面，强碱烧伤可用食醋冲洗创面。注意不要弄破水泡，伤处可用湿布包扎，自己不要乱涂各种药物。可适当使用镇静止痛及抗感染药物。

破伤风

破伤风是一种由破伤风杆菌经伤口侵入机体而引起的急性特异性感染疾病。本病是风毒自创口而入，袭于肌腠筋脉，内传脏腑，筋脉拘挛，产生大量外毒素而作用于中枢神经系统。其症发前一般表现为乏力、多汗、头痛、嚼肌酸胀、烦躁，或伤口有紧张牵拉感觉；多是由头面开始，扩展到机体和四肢，临床表现为牙关紧闭、语言不清、张口困难、颈项强直、面呈苦笑、角弓反张、屈肘、半握拳、屈膝等。如稍有异物刺激，皆能引起全身性、阵发性肌肉痉挛和抽搐，以致营卫失和，筋脉肌肉痉挛，有的还会出现发热、头痛、畏寒等症状。严重者可因身体衰竭、窒息或并发肺炎而危及生命。

● 蚱蜢粉

【配方】蚱蜢10余个。

【制用法】蚱蜢同壳装入布袋内，晒干，勿令受湿，常晒为要。遇此症10余个瓦上煅存性为末。酒下，立愈。

【功效】用于治疗破伤风。

● 槐角散

【配方】槐角30克。

【制用法】炒，研为末，水、黄酒各半冲服。

【功效】用于治疗破伤风。

● 葱白扁豆

【配方】老葱白（连须，去叶不去皮）500克，黑扁豆45克，棉籽90克，高粱原酒75毫升。

【制用法】棉籽炒焦至酱紫色，碾碎，过筛去壳。葱白加水4~5碗，煎成汤。酒温热。黑扁豆放大铁勺内炒，先冒白烟，后冒青烟至90%炒焦时离火。把温酒倒入铁勺，过滤，留酱紫色酒液。把棉籽粉与酱紫色酒液混合，加适量葱汤搅如稀饭样，灌服，服后盖被发汗。连服2日。

【功效】发表通阳解毒。用于治疗破伤风。

服药期间忌食腥冷食物。

香虫散

【配方】九香虫2个。

【制用法】炒为末，黄酒冲服。

【功效】用于治疗破伤风。

天南星防风散

【配方】天南星、防风各等份。

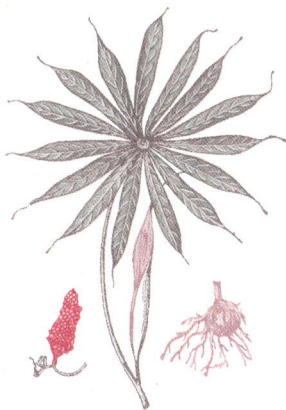

天南星

【制用法】天南星烫洗7次，与防风共为细末。以药敷贴疮口，然后以温酒调下3克。如牙关急紧，角弓反张，用药6克，童子小便调下，或因相打斗伤，内有伤损之人，以药6克，温酒调下。

【功效】用于治疗破伤风。

松树根汁

【配方】鲜松树根1尺。

【制用法】以火烧一端，另一端滴下的汁液，用碗或瓶盛接，搽于患处。

【功效】用于治疗破伤风。

大河蟹

【配方】大河蟹1个，黄酒适量。

【制用法】大河蟹去壳、捣烂。用黄酒冲服，出微汗。

【功效】清热散风。用于治疗破伤风。

辟宫子丸

【配方】辟宫子1条，腻粉0.15克。

【制用法】辟宫子酒浸3日，

曝干，研末。上药同研令匀，以煮槐胶和丸如绿豆大。不计时候，拗口开，以温酒灌下7丸，逡巡汗出瘥，未汗再服。

【功效】用于治疗破伤风，身体拘急，口噤，眼亦不开。

● 蝉蜕散

【配方】蝉蜕500克。

【制用法】焙干研末。每次以黄酒调服45～60克。日服2次。

【功效】治破伤风。

生活宜忌

破伤风患者治疗后应注意休息，保证足够的睡眠，保持良好的心态。患者亲属应加强护理：病室要安静，温度适宜，尽量减少各种刺激，应坚持紧闭门窗。合理的营养，应给高热量高蛋白饮食，同时多进水果蔬菜。保持被褥清洁干燥，必要时，垫中单、尿垫，及时更换。用清水清洗会阴及肛门，每日1～2次，每次排尿后也应清洗。

第三章

五官科秘方

健康不仅需要有完好的里子，还需要有光鲜的面子，一张端正的脸往往给人以美的享受，但如果患了五官科疾病，如沙眼、青光眼、耳鸣、咽喉炎、牙周炎、口腔溃疡等，不仅会使你的美丽大打折扣，同时也会使你的身体承受痛苦折磨。本章为你精心挑选了一些治疗五官科疾病的中医秘方，对症选用，会助您耳聪目明，远离牙痛、鼻炎等疾病。

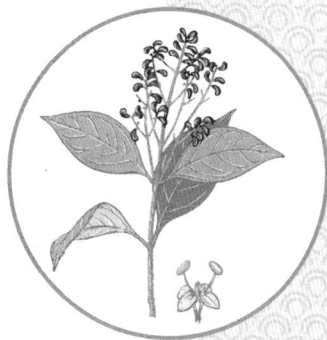

口腔溃疡

该病不同年龄的男女均可发生。多由上焦实热、中焦虚寒、下焦阴火、各经传变所致。口腔溃疡往往反复发作不愈，严重时可影响进食。其临床特征是：口腔内唇、颊、上腭等处黏膜出现淡黄色或灰白色小溃疡面，单个或多个不等，呈椭圆形，周围红晕，表面凹陷，局部灼痛，反复发作。

口炎散

【配方】山豆根、大黄各30克，人中白2克，青黛20克，砂仁10克，黄连、孩儿茶、枯矾、没药各15克，冰片3克。

【制用法】上药共研细末，过100目筛，装瓶消毒备用。口腔消毒，用2%龙胆紫调敷患处。

【功效】消炎止痛。

备注

引自1985年《四川中医》第4期。

外敷膏

【配方】吴茱萸、胆南星、生大黄（按4：1：2比例配方）。

【制用法】上药共研细末，

与陈醋适量调成糊状，备用。俟患儿睡熟后，涂敷于两足心（涌泉穴），外加纱布包扎，12小时去之。可根据病情次晚再用1次。用量应按患儿年龄、病势而酌情变更。

【功效】导热下行。

备注

引自1990年《浙江中医杂志》第7期。

附子肉桂水

【配方】附子、肉桂、吴茱萸各15克。

【制用法】将上药加清水适量，浸泡20分钟，煎数沸，取药液与1500毫升开水同入脚盆中，趁热熏蒸，待温度适宜时泡洗双脚。每日2次，每次40分钟，中病即止。

【功效】适用于虚火口腔溃疡。

三黄牛膝水

【配方】川黄连、黄芩、生大黄各15克，牛膝9克。

【制用法】将上药加清水适量，煎煮30分钟，去渣取汁，取1杯漱口，余液与2000毫升开水一起倒入盆中，待温度适宜时泡洗双脚。每日1次，每次泡洗40分钟，10日为1个疗程。

【功效】适用于实证口腔溃疡。

雪梨萝卜汤

【配方】雪梨250克，萝卜200克。

【制用法】将雪梨去皮核，洗净切片，萝卜洗净切片，同放于砂锅中，加清水500毫升，大火烧开后，加入冰糖，煮至酥烂，分2次食梨和萝卜，喝汤。

【功效】用于治疗口腔溃疡，口腔炎。适用于热病初期，

口舌生疮，口腔糜烂。

向日葵秆心

【配方】向日葵秆内的心。

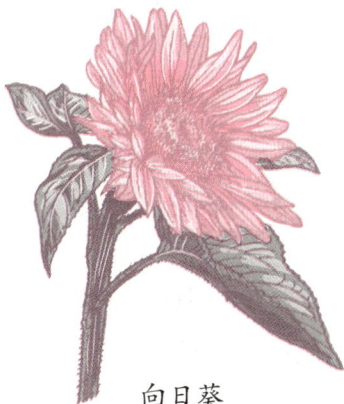

向日葵

【制用法】向日葵秆心烧成灰，用香油调匀，搽于患处。

【功效】用于治疗口腔溃疡、口腔炎。

苹果胡萝卜汁

【配方】苹果250克，胡萝卜200克。

【制用法】洗净，绞汁，混合均匀。分2~3次服。

【功效】用于治疗口腔溃疡，口腔炎。适用于热病初起，口舌生疮，口腔糜烂。

牙周炎

牙周病是人类疾病中分布最广的疾患之一，其特点是牙周组织呈慢性破坏，而自觉症状不明显，多为一般人所不注意，一旦发生牙齿出血、溢脓、牙齿松动、移位或出现牙周脓肿，或者症状加剧始来就医。若牙周病未经有效治疗，其牙齿丧失的数目常不是单个的，而是多数牙甚至全口牙同时受累。牙周病在成年之前很少发生，而在青壮年后发病迅速。随着年龄的增长，患病的人数增加，而且病情加重。因此牙周病的早防早治很重要。牙龈出血、口臭是它的早期症状，一旦发现应早做治疗。中医学称之为"牙齿动摇""牙齿松动""齿动"，古代就有详细描述，在治疗上也有丰富的记载。

● 乌贼骨粉

【配方】乌贼骨粉50克，槐花炭、地榆炭、儿茶各5克，薄荷脑0.6克。

【制用法】以上5味药兑匀，装瓷瓶备用，每用时取少许刷牙，每日3次。

【功效】用于治疗牙周病。

● 白矾水刷牙方

【配方】白矾、风化硝、食盐各15克。

【制用法】加蒸馏水100毫升溶解过滤，刷牙用。

【功效】用于治疗牙周病。

● 瓦松水

【配方】瓦松、白矾各适量。

【制用法】水煎，徐徐漱之。

【功效】用于治疗牙周病。

● 野泽兰汤

【配方】野泽兰、五香藤各30克。

【制用法】水煎服，每次40毫升，每日3次。

【功效】用于治疗牙周病。

丝瓜蔓藤

【配方】丝瓜蔓藤（阴干）20克。

【制用法】火煅存性研末，搽牙缝。

【功效】用于治疗牙周病。

骨碎补粉

【配方】骨碎补30克，黑桑葚子、炒食盐各15克，胡桃（去皮，煨去油）24克，煨去油。

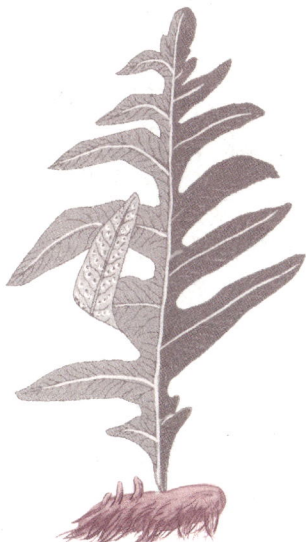

骨碎补

【制用法】上药共研细末。搽敷牙龈，每日早、晚各1次。

【功效】益肾固齿，凉血泻火。用于治疗牙齿动摇、牙龈红肿疼痛。

鲫鱼

【配方】五倍子、明矾各6克，活鲫鱼1条。

【制用法】鲫鱼去肠留鳞，五信子、明矾研末，填入鱼腹。以黄泥封固烧存性，研为细末（或为丸），以黄酒送下，每服3克，每日3次。

【功效】用于治疗牙周炎。

马鞭草汤

【配方】马鞭草30克。

【制用法】水煎服，每日1剂。

【功效】用于治疗牙周炎。

五倍子粉

【配方】五倍子、干地龙（微炒）各15克。

【制用法】共研细末，用时先用生姜揩牙根，后撒上药末。每晚1次，7日之内不咬硬物。

【功效】用于治疗牙齿松动。

鼻炎

鼻炎是鼻腔黏膜炎症，有急性和慢性两种。急性鼻炎大多因受凉后身体抵抗力减弱，病毒和细菌相继侵入引起，也可为某些以呼吸道为主的急性传染病的鼻部表现。急性鼻炎屡发可转为慢性，一些心脏病或肾脏病患者，因鼻腔长期或经常瘀血也可造成慢性鼻炎，还有某些其他病症及粉尘、气体、温湿度急剧变化均可引起此病。增强体质，注意冷热，加强劳动保护等是预防鼻炎的重要措施。

● 鼻渊丸

【配方】广藿梗125克，苦丁茶31克，青黛16克，猪胆10个。

【制用法】上药共研细末，以猪胆汁拌和为丸，如梧桐子大。

【功效】主治慢性鼻窦炎。

备注

本方是南通市名老中医喜海珊经验良方。

● 枇杷叶桔梗水

【配方】枇杷叶、桔梗各25克，苍耳子、薄荷各18克，生甘草6克。

【制用法】将上药加清水适量，浸泡20分钟，煎数沸，取药液与1500毫升开水同入盆中，趁热用鼻吸入蒸汽，待温度适宜时泡洗双脚。每日2次，每次40分钟，15日为1个疗程。

【功效】疏风，宣肺，通窍。主治慢性鼻炎。

● 藿香丸

【配方】猪胆1个，藿香（根茎叶同用）5克。

【制用法】藿香研为极细末，以猪胆汁和丸，如梧子大。每日早晚各服6克，开水送服。

【功效】主治慢性鼻窦炎。

备注

本方是湖南地区民间验方，

享誉当地。

丝瓜藤水

【配方】丝瓜藤15克，荷蒂5枚，金莲花6克，龙井茶5克。

【制用法】将上药加清水适量，煎煮30分钟，去渣取汁，与2000毫升开水一起倒入盆中，先熏蒸鼻部，待温度适宜时泡洗双脚。每日1次，每次熏泡40分钟，10日为1个疗程。

【功效】清气理鼻。用于治疗慢性单纯性鼻炎。

鼻渊脑漏滴液

【配方】新万年青根不拘量。

【制用法】上药捣汁，滤去杂质。每日5次，每次2～3滴。

【功效】主治慢性鼻窦炎。

备注

本方是苏北地区民间验方。

苍耳子油

【配方】苍耳子50克。

【制用法】将苍耳子轻轻捶破，放入小铝杯中，加入麻油50毫升，用文火煮沸，去苍耳子。

待油冷后，装入干燥清洁的玻璃瓶内备用。用时取消毒小棉签蘸油少许，涂于鼻腔内，每日2～3次，2周为1个疗程。

【功效】用于治疗慢性鼻炎有效。

鹅不食草

【配方】鹅不食草30克，白芷2克，羌活15克，菊花12克，冰片5克。

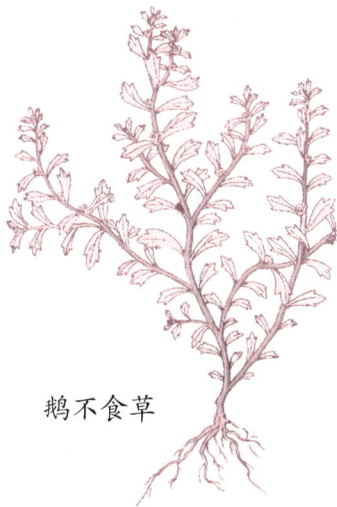

鹅不食草

【制用法】研粗末，倒入洗净的空葡萄糖瓶内，加开水，待瓶内放出蒸汽时，将患者鼻孔对准瓶口吸入蒸汽。每日2次，连用3～5日。

【功效】用于治疗急性鼻炎。

咽喉炎

咽喉炎是咽喉部位黏膜的急性炎症。发病初期，咽喉处感到发热、刺痒和干燥不舒服。病重者咽喉肿痛，舌本强硬、涎潮、喘急、胸膈不利、吞食疼痛，伴有畏寒、发热、全身不适的症状。声音变为嘶哑，严重时失声。喉内多痰而不易咳出，常黏附于声带表面。

● 金银花饮

【配方】金银花16克，夏枯草9克，桔梗6克，牛蒡子、野菊花各3克。

【制用法】水煎服，头煎、二煎组合，分3次服，每日1剂。

【功效】消炎止痛。

备 注

本方是云南石林地区苗族医生邓维凡经验良方。

● 雪梅丹

【配方】大青梅1枚，明矾3克，冰片、人工麝香各2克。

【制用法】将青梅去核，明矾末入内，武火煅梅烬，去梅勿用，只用明矾，再加冰片、人工麝香，瓷罐收藏。吹喉内，吐痰涎而愈。

【功效】对咽喉炎、咽喉肿痛者很有效果。

备 注

本方是贵州布衣族彭苍天经验良方。

● 醋调万年青叶

【配方】万年青叶3～5片，醋50毫升。

【制用法】将鲜万年青叶捣汁，加醋混匀，入口频频含咽。

【功效】清热解毒，化瘀止血。适用于咽喉肿痛。

● 鲜姜胡萝卜汁

【配方】胡萝卜200克，鲜生

姜100克。

【制用法】捣烂绞汁。不计用量，频频含咽。

【功效】适用于急性咽炎，失音，喉痛。

橄榄酸梅汤

【配方】橄榄60克，酸梅10克，白糖适量。

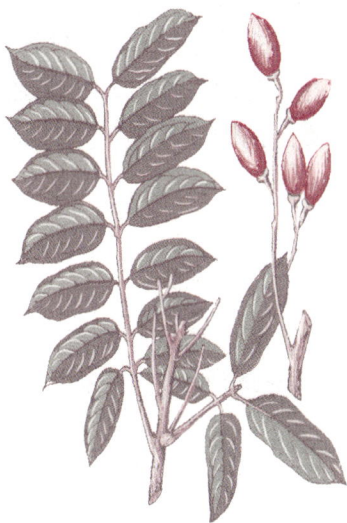

橄榄

【制用法】将橄榄、酸梅分别洗净去核，加水600毫升，小火煮半小时，去渣，下白糖溶化。代茶饮。

【功效】解毒利咽。适用于急性咽炎、扁桃体炎、咳嗽痰多、酒醉烦渴。

蒲公英板蓝根汤

【配方】蒲公英50克，板蓝根30克。

【制用法】水煎，每日1剂，分2次服。

【功效】清热解毒。用于治疗咽喉炎。

绿豆芽木蝴蝶饮

【配方】绿豆芽50克，木蝴蝶10克，冰糖适量。

【制用法】滚开水150毫升，温浸10分钟，代茶饮。

【功效】清肺利咽。适用于声音嘶哑、咽喉痹痛、咳嗽。

醋调稻草灰

【配方】稻草1把，醋适量。

【制用法】将稻草烧成黑灰，研细用醋调，吹入鼻中或灌入喉中，吐出痰涎即愈。

【功效】解毒利咽。适用于喉炎、咽炎、咽喉肿痛、失声。

耳鸣

耳鸣为耳科疾病中的常见症状，患者自觉耳内或头部有声音，但其环境中并无相应的声源，而且愈是安静，感觉鸣音越大。耳鸣音常为单一的声音，如蝉鸣声、汽锅声、蒸汽机声、嘶嘶声、铃声、振动声等，有时也可为较复杂的声音。可以是间歇性，也可能为持续性，响度不一。一些响度较高的持续性耳鸣常常令人寝食难安。引起耳鸣的原因较多，各种耳病均可发生耳鸣，如耵聍栓塞、咽鼓管阻塞、鼓室积液、耳硬化症；内耳疾病更易引起此症，如声损伤、梅尼埃病。此外，高血压、低血压、贫血、白血病、神经官能症、耳毒药物等均可引起耳鸣。中医学认为，耳鸣多为暴怒、惊恐、胆肝风火上逆，以致少阳经气闭阻所致，成因外感风邪，壅遏清窍，或肾气虚弱，精气不能上达于耳而成，有的还耳内作痛。

● 芹菜汤

【配方】芹菜100克，槐花、车前子各20克。

【制用法】水煎服，每日2次。

【功效】用于治疗耳鸣。

● 核桃肉

【配方】核桃肉适量。

【制用法】每日3次，每次30克。

【功效】补肾益精。适用于肾精亏损、耳鸣、声细、夜间加重、腰膝酸软者。

● 熟地黄山药丸

【配方】熟地黄240克，山药、山茱萸各120克，泽泻、茯苓、牡丹皮各90克。

【制用法】上药为细末，炼蜜为丸，如绿豆大，每次服9克，每日3次。

【功效】滋阴补肾。适用于肝肾不足、耳鸣声细、伴有腰膝酸软者。

● 白果枸杞子汤

【配方】白果10克，枸杞子30克。

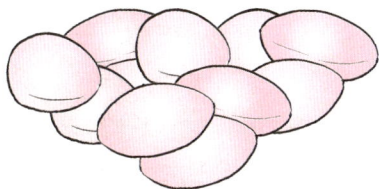

白果

【制用法】水煎服，每日2~3次。

【功效】用于治疗耳鸣。

● 龙胆草泽泻汤

【配方】龙胆草10克，泽泻15克。

【制用法】水煎服，每日2次。

【功效】用于治疗耳鸣。

● 雄乌鸡

【配方】雄乌鸡1只，无灰酒2升。

【制用法】以无灰酒煮熟，趁热食，连食3~5只可见效。

【功效】用于治疗肾虚耳鸣。

● 白毛乌骨雄鸡

【配方】白毛乌骨雄鸡1只，甜酒1200毫升。

【制用法】同煮，去酒食肉，共食用3~5只即可。

【功效】用于治疗耳鸣。

● 鸡蛋

【配方】鸡蛋2个，青仁豆、红糖各60克。

【制用法】加水煮熟，空腹服用，每日1剂。

【功效】用于治疗耳鸣。

● 葵花子壳汤

【配方】葵花子壳15克。

【制用法】将葵花子壳放入锅中，加水1杯煎服。每日服2次。

【功效】用于治疗耳鸣。

● 蒸猪皮

【配方】猪皮、香葱各60~90克。

【制用法】同剁烂，稍加精盐，蒸熟后一次吃完，连吃3日。

【功效】用于治疗耳鸣。

耳 聋

耳聋是指不同程度的听力减退，轻者在缩短距离或声音加大之后，尚可听清；重者则听不到任何声响。按发生的时间可分为先天性耳聋和后天性耳聋两类；按病变的性质可分为器质性耳聋和功能性耳聋；按病变发生的部位可分为导音性耳聋、感音性耳聋和混合性耳聋三类。引起耳聋的原因很多，如任何外耳道的病变，如耵聍栓塞、外耳道闭锁等，使外耳道阻塞；中耳的外伤，如颅底横形或纵形骨折，伤及中耳和听骨链；中耳炎症，如急性咽鼓管炎、化脓性中耳炎等；中耳肿瘤，如良性的颈静脉瘤或恶性肿瘤；耳硬化症，病变侵入镫骨底，以致镫骨固定等，均可引起耳聋。

● 耳聋丸一号

【配方】细辛、石菖蒲、杏仁、酒曲各3克。

【制用法】共研细末，入猪油少许成丸，如枣核大。棉花裹塞耳中，每日1换。须白天塞耳夜晚去之。

【功效】主治突发性耳聋。

备 注

本方是河南洛阳名医黎培生经验方。

● 耳聋丸二号

【配方】石菖蒲、细辛、冰片各3克，人工麝香0.3克。

【制用法】共研细末，麻油调和为丸，如枣核大。棉花裹塞耳中，每日1换。

【功效】耳聋一号未治愈患者，可用此方，百发百中。

备 注

本方是河南洛阳名医黎培生经验方。

● 菊花

【配方】菊花、木通、石菖蒲各5克。

【制用法】擂烂酒服之。

【功效】用于治疗耳聋。

柴胡汤

【配方】柴胡、川芎、石菖蒲各12克，制香附、骨碎补各9克，六味地黄丸（包煎）30克。

【制用法】先把上药用水浸泡30分钟再放火上煎煮，开后15分钟即可。每剂煎2次，将2次煎出的药液混合。每日1剂，每日服2次。

【功效】用于治疗肾虚耳聋。

党参黄芪汤

【配方】党参、黄芪各15克，骨碎补、补骨脂、淫羊藿、丹参、黄精、首乌各12克，川芎五味子各9克，灵磁石（先煎）30克。

【制用法】水煎服，每日1剂。

【功效】益气活血，补肾填精。用于治疗神经性耳聋、老年性耳聋、药毒性耳聋。

柴胡制香附

【配方】柴胡、制香附各50克，川芎25克。

【制用法】共研极细末，每日3次，每次9克，温开水吞服。

【功效】用于治疗外伤性耳聋。

真细辛丸

【配方】真细辛、黄蜡各适量。

【制用法】细辛为细末，溶黄蜡为丸，如鼠粪大，棉裹1丸入耳内，2次即愈。

【功效】用于治疗耳聋。

生活宜忌

多吃含铁丰富的食物，缺铁易使红细胞变形，运输氧的能力降低，耳部养分供给不足，可使听觉细胞功能受损，导致听力下降。补铁，则能有效预防和延缓中老年人耳鸣、耳聋的发生；常吃有活血作用的食物，活血化瘀能扩张血管，改善血液黏稠度，有利于保持耳部小血管的正常微循环，可常食用黑木耳、韭菜、红葡萄酒、黄酒等。

沙 眼

沙眼是由沙眼衣原体引起的一种慢性传染性结膜炎和角膜炎。有发痒、流泪、怕光、疼痛、分泌物多、异物感等症状。严重者可造成眼睑内翻倒睫，损害角膜，视力减弱，甚至失明。

● 黄柏汤

【配方】黄柏30克。

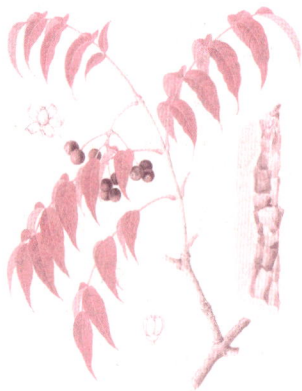

黄柏

【制用法】加水500毫升，煮沸半小时，过滤，每日点眼3～4次，每次1～2滴。

【功效】用于治疗沙眼。

● 浮水甘石粉

【配方】浮水甘石10克，胆矾4克，铜绿2克，绿豆粉（千里光水浸）6克，梅片0.5片。

【制用法】共研为末外用。

【功效】收湿止痒。用于治疗沙眼、泪囊炎、睑缘炎。

● 胆矾水

【配方】胆矾1克。

【制用法】加水120毫升煮沸10分钟，澄清或过滤，使成100毫升。点眼，每日3～4次，每次1～2滴。

【功效】主治粟粒增生及角膜血管翳，自觉干涩不适者。

● 矾草汤

【配方】白矾、皮硝、甘石各6克，龙胆草9克，杏仁7个，乌梅5个，枯矾3克，菊花60克。

【制用法】水煎去渣，每日洗5~6次。

【功效】用于治疗沙眼。

● 连瓜汤

【配方】黄连、西瓜霜各5克，西月石0.2克。

【制用法】加水200毫升，煮沸1小时后，过滤使成约100毫升。每日洗眼3~4次。

【功效】用于治疗沙眼。

● 桑菊汤

【配方】霜桑叶、野菊花、白朴硝各6克。

【制用法】水煎取1大碗，澄清，分3次洗眼。

【功效】用于治疗沙眼。

● 蒲公英白汁

【配方】蒲公英适量。

【制用法】洗净，折茎取白汁，煮沸半小时，过滤。每日点眼3~4次，每次1~2滴。

【功效】用于治疗沙眼。

● 秦皮汤

【配方】秦皮9~12克。

【制用法】水煎，澄清，微温洗眼，每日2~3次。

【功效】用于治疗沙眼。

● 桑盐汤

【配方】桑叶15克，青盐6克。

【制用法】泡水，澄清，洗眼，每日2~3次。

【功效】用于治疗沙眼。

生活宜忌

①洗脸用具、手帕要做到专人专用，并要定期消毒。

②经常洗手，不用手擦揉眼睛。

③公共场所的公用盥洗用具必须严格消毒，避免接触传染。

④对儿童和青少年进行眼卫生教育，养成良好的用眼习惯。

青光眼

青光眼是指由于眼压增高而引起视乳头损害和视功能障碍的一种眼病。正常眼压在 10 ~ 21 毫米汞柱，如在 21 ~ 24 毫米汞柱之间，则为青光眼可疑。包括原发性青光眼（闭角型、开角型）、继发性青光眼、发育性青光眼，中医统称为"五风内障"，基本病机为情志抑郁、气机郁结、肝胆火炽、神水积滞等所致。

枸杞猪肚

【配方】猪肚1副，枸杞子9克，薏苡仁6克。

【制用法】将猪肚洗净后，把枸杞子、薏苡仁塞进猪肚内，放在锅里加3～4碗水，慢慢煮至猪肚烂了即可，可以趁热喝汤吃肉。

【功效】主治青光眼。

备注

健康人可以用来保养眼睛，多吃不会有害处。

龙胆草汤

【配方】龙胆草、山栀子、赤芍药、菊花各12克，黄芩18克，夏枯草、茺蔚子各30克，生地黄、石决明、大黄各15克，荆

芥穗、半夏、甘草各9克。

【制用法】水煎服。

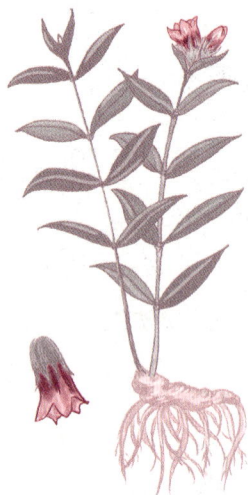

龙胆草

【功效】用于治疗肝郁化火型青光眼。

地黄汤

【配方】生地黄、熟地黄各

18克，牡丹皮、泽泻、茯苓、怀山药各15克，山萸肉、茺蔚子、菊花、当归、赤芍药、知母各12克，荆芥穗9克。

【制用法】水煎服。重者日2剂，症状缓解后每日1剂。

【功效】用于治疗阴虚火旺型青光眼。

萆薢水

【配方】萆薢10克。

【制用法】加水500毫升浓煎为10毫升左右，过滤后装入眼瓶，点眼。5分钟1次，半小时左右瞳孔缩小，延长至半小时点眼1次，直至瞳孔恢复正常。

【功效】用于治疗青光眼。

黄连羊肝丸

【配方】白羊肝1具（竹刀切片），黄连30克，熟地黄60克。

【制用法】将黄连、熟地黄研末。与羊肝片同捣为丸，如梧子大。茶水送服50～70丸，日服3次。

【功效】用于治疗青光眼，症见望之如好眼，自觉视物不见。

当归汤

【配方】当归、熟地黄各3克，川芎、白芍药各6克。

【制用法】水煎服，每日2次。

【功效】用于治疗青光眼。

黑豆黄菊汤

【配方】黑豆100粒，黄菊花5朵，芒硝18克。

【制用法】水1大杯，煎至七成。带热熏洗，5日一换，常洗可复明。

【功效】用于治疗青光眼、双目不明、瞳仁反背。

生活宜忌

①保持心情舒畅、开朗。

②增加饮食营养并控制饮水量。

③居室内要有良好的采光效果，不宜太暗。

老年性白内障

白内障是常见眼病和主要致盲原因之一，其中老年性白内障是最常见的白内障。本病是在全身老化、晶体代谢功能减退的基础上由于多种因素形成的晶体疾患。近年的研究说明，遗传、紫外线、全身疾患（如高血压、糖尿病、动脉硬化）、营养状况等因素均与其有关。当各种原因引起晶状体囊渗透性改变及代谢紊乱时，晶体营养依赖的房水成分改变，而使晶体变为混浊。中医称为"圆翳内障""白翳黄心内障"等，认为本病多因年老体弱、肝肾两亏、精血不足，或脾失健运、精不上荣所致。另外，部分因肝经郁热及湿浊上蒸也可致病。

● 熟地黄党参汤

【配方】熟地黄、党参、茯苓、炒山药各15克，菊花、黄精、制何首乌、沙苑子、白芍药、枸杞子、当归、女贞子、制桃仁各12克，川芎9克，红花、车前子（包煎）、神曲、夏枯草各10克，陈皮6克。

【制用法】水煎服。

【功效】用于治疗老年性白内障初发。

● 白内障汤剂

【配方】菟丝子、杞菊地黄丸各9克，杭白芍药、枸杞子、菊花、石决明、怀山药、山萸肉各6克，全当归、密蒙花各5克，川芎3克，柴胡2克。

【制用法】水煎服，每日1剂，每日3次。

【功效】主治白内障。

备注

①服用本方时禁忌辛辣鱼腥。②本方是芜湖市中医院原老中医杨仲书经验方。

● 浮水甘石粉

【配方】浮水甘石9.4克，珍珠6.2克，白水砂1.6克，珍珠贝、琥珀、珊瑚末、熊胆、人退、白丁香各3.13克，梅片少许。

【制用法】共研为末，外用。

【功效】退翳明目。用于治疗早期白内障及白翳。

珍珠炉甘石粉

【配方】珍珠0.5克，飞炉甘石2.4克，冰片1.5克，朱砂15克。

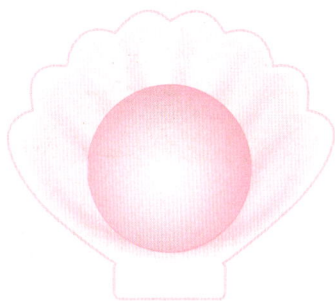

珍 珠

【制用法】研极细末。点眼，每日点3~5次。

【功效】用于治疗白内障。

草药珠粉

【配方】珠粉、川椒各5克，螺蛳壳粉、熟地黄各30克，炉甘石粉、枸杞子、菟丝子、楮实子、怀牛膝、当归、五味子各20克。

【制用法】以上草药除粉剂外煎汤去渣，澄清液入余药粉晒干研细，外用。

【功效】退障明目。适用于各种原因引起的早期白内障。

磁石丸

【配方】磁石60克，琥珀末15克，朱砂30克，神曲120克，生蒲黄15克。

【制用法】共研细末，炼蜜为丸。每日早、中、晚各服9克。

【功效】用于治疗白内障。

生活宜忌

①注意保护眼睛，避免视力疲劳。
②防止眼外伤的发生。
③若发生眼部、头部疼痛，应及时就诊。

失 音

　　失音即嘶哑，是指声音失去正常的圆润清亮的音调，常见于喉炎、声带麻痹、喉部肿瘤等症。中年以上的患者，若声音嘶哑持续不愈，应考虑喉部肿瘤的可能，须及时就医诊治。

● 双叶汤

　　【配方】茶叶、紫苏叶各3克，精盐6克。

　　【制用法】先用砂锅炒茶叶至焦，再将精盐炒呈红色，同紫苏叶加水共煎汤。每日服2次。

　　【功效】清热，宣肺，利咽。用于治疗外感引起的声音嘶哑症。

● 甜蛋花汤

　　【配方】生鸡蛋1个，砂糖10克。

　　【制用法】将蛋打破置于碗中，放入砂糖，调匀，用少量开水冲沏，每晚睡前服。

　　【功效】滋阴润燥。用于治疗声音嘶哑。

备 注

　　鸡蛋内膜衣性平，味甘，每晚睡前嚼碎咽下2个，亦有同等功效。

● 双叶汤

　　【配方】花生米（连内皮）60克。

　　【制用法】用1碗水煮花生米，开锅后改用文火煨熟。可吃可饮，一次用完，每日1次。

　　【功效】润肺利咽。用于治疗外感引起的失音。

● 青果膏

　　【配方】鲜青果5000克，胖大海120克，诃子锦灯笼60克，山豆根30克，天花粉、麦冬、诃子肉各120克。

　　【制用法】上药切碎，水煎3次，分次过滤后将滤液合并，用文火熬煎浓缩至膏状，以不渗纸为度。每30克膏汁兑蜂蜜30克。

每服9～15克，每日2次，温开水调化送下。

【功效】清咽止渴。主治咽喉肿痛，失音声哑，口燥舌干。

● 天花粉丸

【配方】天花粉、玄参各9克，青黛、地骨皮各6克，冰片1.2克，牛黄3克，知母、川贝母各18克。

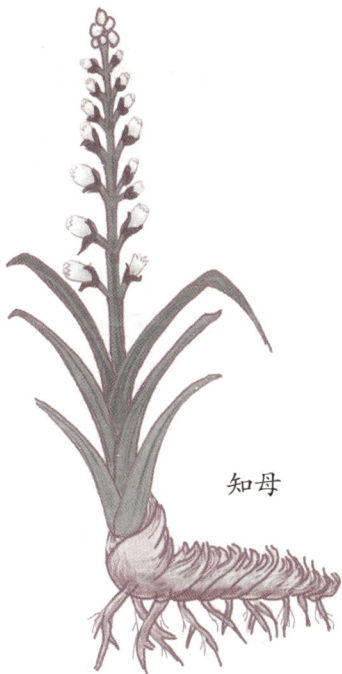

知母

【制用法】上为细末，以藕汁熬膏为丸，如弹子大。噙化润下。

【功效】主治失音。

本方为昔日伶人所常用。将要演讲或歌唱者可预服，以防音哑。

● 胖大海糖水

【配方】胖大海5枚，冰糖适量。

【制用法】胖大海洗净，同冰糖放入碗内，冲入开水，浸泡半小时。代茶饮用，隔半日再冲水泡1次，每日2次。2～3日见效。

【功效】清热解毒润肺。用于治疗干咳、咽干嘶痛、扁桃体炎、牙龈肿痛及内痔出血等。

● 腌雪里蕻

【配方】腌雪里蕻（老腌菜最佳）茎30克。

【制用法】将菜洗净，切碎，用开水冲汤。待水温后含漱多次，余汤可内服。

【功效】宣肺利咽。用治声音嘶哑及风寒痰盛咳嗽。

本品辛散，凡患眼疾、痔疮

者不宜食用。

● 冰糖梨水

【配方】冰糖50克，梨（鸭梨、秋梨或雪梨）2个。

【制用法】将梨洗净切块，同冰糖共放入锅中加水煮烂。日分2次服。

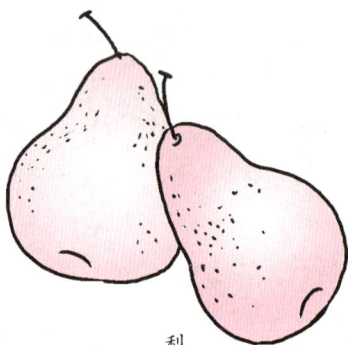

梨

【功效】清肺润喉，消痰降火。用于治疗音哑，对嗓子有保护作用，对肺热久咳患者亦有较好疗效。

● 公猪油膏

【配方】公猪油、蜂蜜各500克。

【制用法】炼去滓，兑入蜂蜜再炼，等冷成膏，每次10克，不拘时服。

【功效】滋阴润喉。主治失音。

● 金嗓子方

【配方】皮蛋2个，冰糖31克。

【制用法】同煎一大碗汤服之，早、晚各服1次。

【功效】主治声音沙哑。

生活宜忌

①严格禁声，使声带充分休息。
②禁食烟、酒、辛辣食品。
③不宜食用过冷、过热的食物。
④少食重糖和多盐食物。

民间秘方

第四章

儿科秘方

孩子的健康是家长最关心的话题。为了孩子健康成长全家动员，全力以赴，尽管家长们费尽心力，还是会遇到这样那样的问题。孩子不是长得像个豆芽菜，就是过于肥胖；不是不好好吃饭，就是常常生病，如新生儿黄疸、感冒发热、鹅口疮、小儿咳嗽、小儿厌食、小儿流涎症等。本章精心挑选了一些治疗儿科病的中医秘方，对症选用，助你养育一个面色红润、充满朝气、快乐健康的孩子。

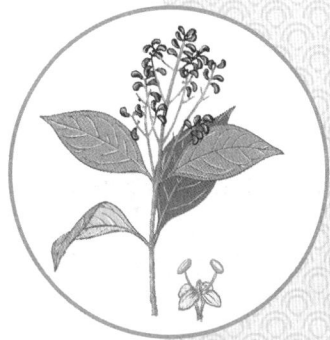

小儿咳嗽

咳嗽是小儿肺部疾患中的一种常见症候。有声无痰为"咳"，有痰无声为"嗽"，有声有痰则称"咳嗽"。一年四季均可发病，但以冬春为多，外界气候冷热的变化常能直接影响肺脏，加之小儿体质虚弱，很容易患病。

民间秘方

● 石膏粉

【配方】石膏（先煎）9克，川贝母15克，朱砂3克。

【制用法】分别研细，过100目筛，然后混合均匀，备用。1岁内0.25～0.3克；2～3岁0.5～0.75克；4～5岁1克；6岁以上1.5～2克。

【功效】清宣肺热，止咳化痰，平喘利尿，镇静安神。

备 注

本方石膏清热平喘，川贝润肺止咳化痰，朱砂镇静安神，达到缓解支气管痉挛，纠正缺氧的目的，对细菌、病毒等各种病原体引起的感染均有效，因而显效率90%以上，且无副作用。婴幼儿可把药粉放在乳头上吮吸，较大患儿配麻杏石甘汤起效更快，效果更好。

● 白茅根汤

【配方】白茅根10～20克，侧柏叶6～15克，蝉蜕、杏仁各4～8克，川贝母5～9克，甘草2～5克，板蓝根10～24克。

【制用法】水煎服，每日1剂。

【功效】清肺化痰，清宣止咳。用治小儿上呼吸道感染咳嗽。

● 黄连汤

【配方】黄连1.5～6克，芦根12～30克，桔梗、炙百部各6～10克，炙麻绒、炙款冬花、炙前胡各6～12克，炙金沸草9～15克。

【制用法】水煎服，每日1剂。

【功效】清心泻肺，宣肺降

逆，化痰止咳。

● 百部汤

【配方】百部、白前、紫菀、杏仁、乌梅、枇杷叶各15克，青黛5克。

【制用法】水煎煮，分次服用。

【功效】用于治疗久咳而见小儿消瘦。

● 桑叶汤

【配方】桑叶、菊花、杏仁各适量。

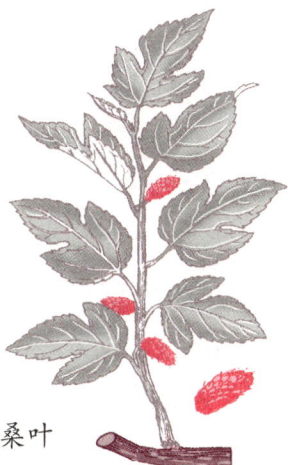

桑叶

【制用法】水煎，加白糖服用。

【功效】用于治疗小儿咳嗽。

● 三黄粉

【配方】黄芩、黄连各12克，大黄6克。

【制用法】研细末，调白酒敷贴胸部。

【功效】用于治疗小儿咳嗽。

● 川贝母梨汁

【配方】川贝母、鹿茸血末各10克，冰糖50克，雪梨1个。

【制用法】将雪梨去皮切片，川贝母、鹿茸血末面撒中间，文火炖熟后，入冰糖待溶化，每日分3次将汁饮下，并食梨片。

【功效】清肺宁嗽化痰。用于治疗小儿咳嗽。

● 金银花杏仁饮

【配方】金银花、杏仁各10克，鹅不食草6克。

【制用法】水煎服。

【功效】解表宣肺止咳。用于治疗支气管炎初起、发烧不重、咳嗽有痰、鼻塞流涕、舌苔薄黄等症的咳嗽。

小儿感冒发热

儿童对外界环境适应力差，当受到外邪袭扰时容易发热。小儿发热时面红唇红，或者五心热，或者小便少，或者烦躁不安。根据病因，小儿发热分为表、里、虚、实、壮、昼、夜、潮、惊、积、余、烦、骨蒸、五脏以及表里俱热或半表半里热等各种不同表现，情况复杂。感冒发热是由外部风邪袭侵导致，可伴有呕吐、惊风等风寒、风热症状。小儿感冒后除了头痛、鼻塞、流涕、咳嗽等症状外，往往伴有发热。高热不退还可能导致腮腺炎、风疹、肺炎、哮喘等其他疾病，应注意退热。

民间秘方

鸡蛋绿豆饼

【配方】绿豆125克，鸡蛋数个。

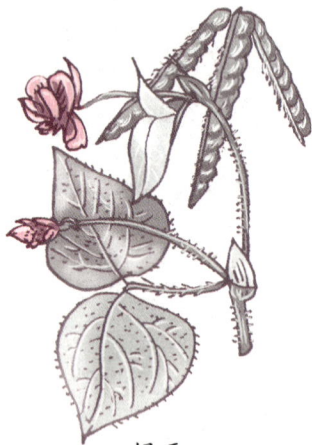

绿豆

【制用法】绿豆研粉，炒热，加蛋清调和，捏成小饼贴胸部，3岁左右患儿敷30分钟，不满周岁的敷15分钟。

【功效】用于治疗小儿发热。

姜葱饮

【配方】老姜、葱白、黑糖各适量。

【制用法】将姜拍碎，加上黑糖，用2碗水煮成1碗半，关火前把切好的葱白倒入。趁热用药液热气熏小儿鼻子（置于小儿鼻子下让热气直接熏鼻子），3~5分钟，然后倒出姜葱汤，让小儿服用。3岁以下者只能少量服用，多采用熏鼻法。每隔3~4小时熏1次，每日3~4次。

【功效】有效治疗小儿感冒

病症。

本方是民间验方，成人亦可用。

竹沥

【配方】竹沥50毫升。

【制用法】将竹沥煎煮数沸，1次服下，每日2～3次。

【功效】用于治疗小儿发热。

西瓜番茄汁

【配方】西瓜、番茄各适量。

【制用法】西瓜去子取瓤，番茄洗净，沸水去皮去籽，用清洁纱布（或粉碎机）绞汁，两液合用当水饮。

【功效】用于治疗感冒发热、口干、小便赤热者。

本方汁液不宜存放太久。

黄瓜叶白糖

【配方】鲜黄瓜叶1000克，白糖500克。

【制用法】将黄瓜叶洗净水煎1小时，去渣以小火煎煮，浓缩至将要干锅时停火，冷却后拌入白糖混匀晒干，压碎装瓶备用。每次10克，以开水冲服，每日3次。

【功效】退热。用于治疗小儿发热。

生活宜忌

①多喝水以助发汗，并防虚脱。
②注意室内卫生，注意通风。
③饮食宜选择清淡而易于消化的流食或半流食，如汤汁、稀粥等，让宝宝多吃富含维生素及纤维素的蔬菜瓜果。

鹅口疮

　　鹅口疮是指小儿舌上、口腔黏膜上出现状如鹅口的白色点状或片状白屑。因其色白如雪片，故又称"雪口"。其白屑，状如凝乳，不易拭去，若强揩之，其下面的黏膜则见潮红、粗糙，不久又复生，常伴有哭闹不安、拒乳等症。本病可因先天胎热内蕴，或口腔不洁、受秽毒之邪而致。

● 板蓝根汤

　　【配方】板蓝根10克。

　　【制用法】上药水煎成液。反复涂擦患处，每日5～6次，并可内服。1～5日即可愈。

　　【功效】用于治疗鹅口疮。

● 威灵仙汤

　　【配方】威灵仙8克。

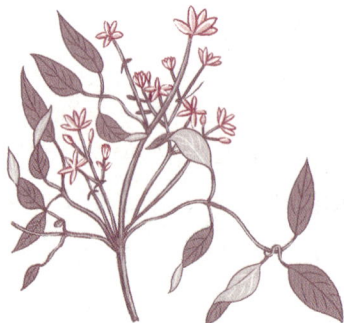

威灵仙

　　【制用法】水煎服及含漱，

日3～4次。

　　【功效】用于治疗鹅口疮。

备 注

　　如果婴儿不能漱口，可用布蘸药洗涤口腔。

● 口炎散

　　【配方】乌梅炭、枯矾、孩儿茶叶各9克，硼砂1.5克（或冰片）。

　　【制用法】先将前3味药共研细末，入硼砂或冰片同研和匀，装瓶备用。先清洗口腔溃疡面，再把药粉均匀撒布疮面上。每日1次。

　　【功效】解毒、收湿、敛疮、生肌。

备 注

引自1974年《新中医》第1期。

● 桑白皮汁

【配方】桑白皮（长约20厘米，宽2~3厘米）适量。

【制用法】将新鲜桑白皮捣烂，挤出汁液，用棉花蘸涂在患处，2~3小时涂1次，每日涂5~6次即可。

【功效】主治小儿鹅口疮。

备　注

本方为民间验方。

● 板蓝根薄荷汁

【配方】板蓝根20克，薄荷5克。

【制用法】煎汁，取一半擦洗患处，每日5~6次，另一半分2~3次内服。

【功效】用于治疗鹅口疮。

● 黄连薄荷汁

【配方】黄连、薄荷、甘草各1.5克，五倍子4.5克。

【制用法】浓煎取汁50毫升，频涂口腔并服之。

【功效】用于治疗鹅口疮。

● 黄连银花汤

【配方】黄连3克，金银花6克。

【制用法】水煎3次，取液50毫升，加奶100毫升，每日3次，每次20~30毫升。

【功效】用于治疗鹅口疮。

生活宜忌

①加强孩子营养，特别要适量增加维生素 B_2 和维生素 C 的摄入量。

②婴儿室应注意隔离和哺乳的消毒，以防传播。

新生儿黄疸

新生儿黄疸是新生儿期常见的临床症状。分为生理性和病理性两大类。生理性黄疸一般在生后2～3日出现，7日左右消退，婴儿情况一般良好。病理性黄疸则原因较多，在生后36小时内出现者，多为母子血型不合的溶血症；生后数日至数周内出现，多为新生儿肝炎综合征、败血症、胆汁瘀积综合征或先天性胆管闭锁等疾病。表现为面部及周身皮肤黄染，分泌物也可呈橘色，溶血性黄疸多呈橘黄色，梗阻性黄疸多呈灰黄色或黄绿色，如有感染可伴发热、精神萎靡、纳乳减少，可有肝脾肿大、溶血性黄疸，还可见面色苍白的贫血貌、呼吸急促。先天性或后天性胆管阻塞，则见大便呈白陶土色。病理性黄疸的主要并发症为核黄疸，表现为嗜睡、拒乳、呕吐、尖叫，重则双目凝视，两手握拳，肌肉强直，呼吸不规则，抽搐。其死亡率高达50%～75%，幸存者往往有神经系统后遗症。中医称为"胎黄""胎疸"。

● 稻草根汤

【配方】稻草根1把。

【制用法】洗净，水煎，每次服1～2匙，随时服用，每日1剂，连服数日至痊愈。

【功效】用于治疗新生儿黄疸。

● 生麦芽汤

【配方】生麦芽、金钱草各9克，茵陈12～15克，穿肠草6克，通草、黄柏各3克。

【制用法】水煎服。随症加减。

【功效】用于治疗婴幼儿黄疸。

● 鱼腥草汤

【配方】鱼腥草156～188克。

【制用法】水煎服，待温时服用。

【功效】主治黄疸发热。

备注

本方也可用于治疗小儿胆囊炎。

茵陈大枣汤

【配方】茵陈6克，大枣5枚。

【制用法】水煎，随时服用，每日1剂，连服1周左右，直至黄疸消退。

【功效】用于治疗新生儿黄疸。

宝塔菜根汤

【配方】宝塔菜根、积雪草各31克，茵陈蒿9克，黄栀子6克。

【制用法】用水煎汤服下。

【功效】主治新生儿黄疸。

备注

本方是民间验方。

生活宜忌

①对新生儿要密切观察精神、食奶及全身症状，注意黄疸疾病的变化。

②产妇应注意饮食调配，忌酒及辛辣食物。

③保持婴儿皮肤、脐部、臀部的清洁，防止感染。

④生理性黄疸不需治疗，注意保温，保证足够热量供给。

小儿流涎症

流涎是指唾液经常流出口外的一种现象。主要表现为涎液过多，经常流出，渍于唇外。有些婴儿出生3～4个月时因为唾液分泌增加，还不会及时吞下，引起流涎，属于正常的生理现象。出牙、口腔炎、舌炎等可以引起流涎。神经系统疾病发生吞咽障碍及某些药物中毒，也可引起流涎，应查明原因进行治疗。

● 茨菰糊

【配方】鲜茨菰30克，山菊粉20克。

【制用法】将鲜茨菰捣烂如泥，与山菊粉加红糖适量与开水调成糊状，煮熟食用。每日早晚分2次服，5日为1个疗程。

【功效】主治小儿流涎症。

备注

本方为民间验方。

● 白术汤

【配方】白术10克。

【制用法】白术研为粗末，加水煎，去渣，加白糖适量，分次服，每日1剂。

【功效】主治小儿流涎。

● 金樱子汤

【配方】金樱子、苍术各20克，刺猬皮、五倍子、益智仁各15克，猪尾1条。

【制用法】上药研末，每服6克，将猪尾巴煎汤送下。

【功效】用于治疗小儿多涎症，口水过多。

● 抽薪散

【配方】吴茱萸子3份，天南星1份。

【制用法】上药共研细末，贮瓶备用。用时取药粉15克，用陈米醋调成黏厚糊状饼，敷贴涌泉穴（男左女右），外用纱布扎紧，每次敷贴12小时，一般3～4次即可。

【功效】散寒化痰，导热下降。

备注

引自1988年《医学文选》第1期中祖传秘方、验方集。

白益枣汤

【配方】白术、益智仁各15克，大枣20克。

【制用法】每日1剂，水煎，分3次服。

【功效】主治小儿流涎症。

滑石白糖

【配方】滑石、白糖各1份。

【制用法】2味药混合，每服3～5克，开水调服。

【功效】用于治疗小儿流涎，无休止时，甚则7～8岁不愈者。

泥鳅

【配方】泥鳅1条。

【制用法】泥鳅去内脏，焙干研末。用黄酒送服每日2次，共服2日。

【功效】用于治疗小儿流涎（流口水）。

天南星醋

【配方】天南星50克，醋少许。

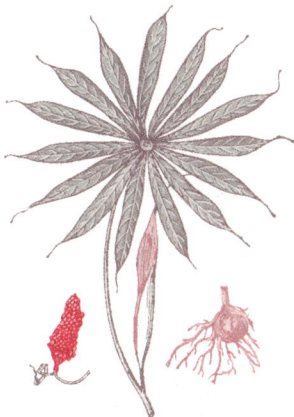

天南星

【制用法】将天南星研末调醋。晚上敷足心，严重的可两足心同时敷，外面用布条包扎，每次敷12小时，连敷3次，即效。

【功效】用于治疗小儿流口水。

益智仁汤

【配方】益智仁、鸡内金各10克，白术6克。

【制用法】每日1剂，水煎分3次服。

【功效】主治小儿流涎。

小儿厌食

小儿厌食一般是指1～6岁的儿童长期见食不思、胃口不开、食欲不振，甚则拒食的一种病症。该病主要是由于饮食喂养不当，损伤肠胃功能而引起的。厌食患儿一般精神状态均较正常，若病程过长，就会出现面黄倦怠、形体消瘦等症状，但与疳证的脾气急躁、精神萎靡等一系列症状有所区别。

五香姜醋鱼

【配方】鲜鲤鱼1条，生姜、五香粉、米醋各适量。

【制用法】鲤鱼整理干净，放油锅内煎炸数分钟，加入碎生姜、五香粉，翻动后加入米醋1小杯，放入菜盘内令患儿嗅之，使患儿口流唾液，然后令患儿作菜食用。

【功效】用于治疗小儿厌食有良效。

备注

方中生姜健胃助消化，米醋敛肝胃，鲤鱼味道鲜美，可促进食欲。诸药合用，使脾气升，胃气降，补而不滞，温不伤阴，五味俱全，孩子乐食，实为治疗厌食症之妙方。

橘皮

【配方】鲜橘皮、白糖各适量。

【制用法】将橘皮洗净、切成条状或小块，加入适量白糖拌匀，在阴凉处放1周。小儿进餐时取少许当菜吃。每日1～2次。

【功效】有效治疗小儿厌食症。

备注

本方是民间验方。

莱菔子槟榔水

【配方】莱菔子、槟榔各25克，高良姜20克。

【制用法】将上药加清水1500毫升，煎至水剩1000毫升时，澄出药液，倒入泡脚盆中，待温度适宜时泡洗双脚，并洗小腿部。每晚临睡前泡洗1次，每次20分钟，7日为1个疗程。

【功效】消食导滞开胃。用于治疗小儿厌食症。

南瓜蒸饭

【配方】大米500克，南瓜大半个（或1000~1500克），红糖适量。

【制用法】将大米淘净，加水煮至七八成熟时，滤起，南瓜去皮，挖去瓤，切成块，用油、盐炒过后，即将过滤之大米倒于南瓜上，慢火蒸熟。若蒸时加入适量红糖，其味更美。

【功效】用于治疗脾失健运所致之厌食症。

苍术粉

【配方】苍术、陈皮、鸡内金各1份。

【制用法】共研细末，以适量蜂蜜调和后开水冲服即可。每日3次，2岁以下每次1克，3~5岁每次5克。

【功效】用于治疗小儿不思饮食，腹胀，泄泻，舌苔白腻。

石菖蒲汤

【配方】苍术、石菖蒲、荷叶、益智仁各5克，佛手、枳壳、麦芽、山楂、石斛、陈皮各10克，山药、龙胆草各3克。

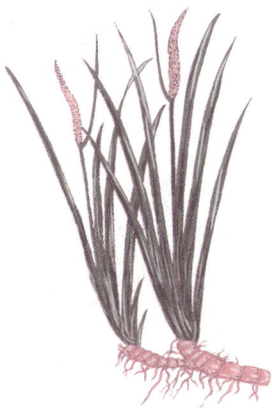

石菖蒲

【制用法】水煎服，每日1剂。

【功效】开胃进食。用于治疗小儿厌食。

小儿消化不良

消化不良主要是指食物进入体内不能完全消化，而无法吸收的一种病症。轻者可没有痛苦，仅仅表现为腹部不适；重者可出现大便次数增多、便下稀水呈蛋花样、食欲减退、腹胀等，并且因食物未完全消化、吸收，身体长期得不到充足的营养就会体形消瘦。

● 山楂神曲粳米粥

【配方】山楂（去核）50克，神曲（轧成细粉）20克，粳米30克。

【制用法】将上料混合煮粥，熟后稍加白糖即可食用。

【功效】健脾和胃，消食导滞。

备 注

服用本方时应适当减少油腻。

● 鸡内金粉

【配方】鸡内金（研为细末）10克。

【制用法】每次吃2~5克，温开水送服，连服数日。

【功效】主治消化不良、不思饮食、呕吐、发热、面色青黄

消瘦者。

备 注

注意适当增加户外运动。

● 馒头煎汤

【配方】馒头（切片）1个，炒焦或米饭锅巴1碗。

【制用法】加水煎汤，每次服用20~30毫升，每日3~4次。

【功效】用于治疗小儿消化不良。

● 胡萝卜汤

【配方】鲜胡萝卜250克，精盐3克。

【制用法】洗净，切成块，加水，加精盐，煎烂去渣取汁，1日内随时饮用，1日服完。

【功效】用于治疗小儿消化

不良。

● 高粱花汤

【配方】高粱花6克，干石榴皮15克。

【制用法】加水300毫升，煎成100毫升去渣取汁，每日1剂，分2次服用。

【功效】用于治疗小儿消化不良。

● 苹果

【配方】苹果2个。

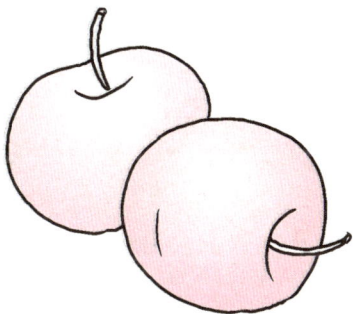

苹果

【制用法】洗净，连皮切碎，加水300毫升和少许盐共煮。煮好后取汤代茶饮。1岁以内小儿可以加糖后再饮，1岁以上小儿可吃苹果泥（将煮熟的苹果去皮去核，捣烂如泥，即为苹果泥）。每次30克，每日3次。

【功效】用于治疗小儿消化不良。

● 白萝卜汤

【配方】白萝卜50克。

【制用法】洗净，切成块，加水、加盐，煎烂去渣取汁，1日内随时饮用，1日服完。

【功效】用于治疗小儿消化不良。

● 鸡蛋黄油

【配方】鸡蛋1个。

【制用法】煮熟，去皮去蛋白，取蛋黄放入锅内用文火熬炼取油。1岁以下小儿每天服1个蛋黄油，分2～3次服。1岁以上的小儿可每日服2个蛋黄油，分2～3次用，连续服用3日。

【功效】用于治疗小儿消化不良。

备　注

如服1～2日大便好转可再用，如没有好转则停用此法。

小儿痢疾

痢疾是一种由痢疾杆菌引起的肠道传染病。痢疾杆菌可随食物通过污染的手、玩具、餐具等进入胃肠道，引起小儿痢疾。多见于2～7岁平素营养好、体格健壮的儿童。好发于夏秋季。表现为突起高热、面色苍白、四肢冰凉、嗜睡、精神萎靡或惊厥等。小儿痢疾的特点是起病急骤，感染中毒症状严重，病情恶化快，病死率高。

● 大枣汤

【配方】红糖60克，大枣5枚。

【制用法】煎汤服。

【功效】治痢有神效。

备 注

本方健脾温中，大建中气，并有活血之功。用此方治久痢不止的虚寒痢甚效。

● 黄连阿胶丸

【配方】黄连（去须）150克，阿胶75克，炒茯苓（去皮）100克。

【制用法】上药研为末，水熬阿胶膏搅和，丸如绿豆大，每服20～30丸，空腹温水送服。

【功效】用于治疗冷热不调，下痢赤白，里急后重，脐腹疼痛，口燥烦渴，小便不利。

● 大蒜

【配方】大蒜1头，白糖20克。

【制用法】大蒜去皮切细末，用白糖拌和。每日早晚各1次，饭前吞服，连用7～10日。

【功效】杀菌解毒。

备 注

如系菌痢，同时用大蒜液灌肠则效果更佳。

● 车前草汤

【配方】车前草60克。

【制用法】全草煎水服，每日1次。

【功效】清热除湿，止泻。

用于治疗细菌性痢疾。

黄连槟榔丸

【配方】黄连15克，槟榔、巴豆、木香各3克，淡豆豉30克。

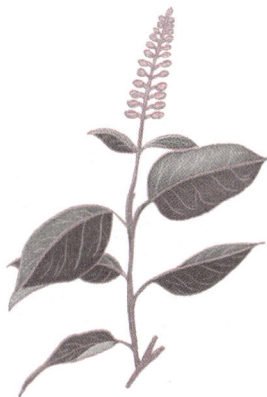

巴豆

【制用法】研末，水丸如小豆大，朱砂为衣。强人下15丸，弱人10丸。

【功效】用于治疗痢疾初发。

高粱秆汤

【配方】高粱秆1根，红糖120克。

【制用法】水煎服。

【功效】用于治疗小儿痢疾。

花椒汤

【配方】花椒1撮。

【制用法】水煎服。

【功效】用于治疗小儿痢疾。

生活宜忌

①检查宝宝有没有拉肚子以外的其他症状，如发烧、呕吐等，如果出现便血或喝不了水应尽快去医院；如没有其他症状，可在家补水。但注意不要在宝宝呕吐后马上喂水，不然很快又会吐出。

②给宝宝吃些容易消化的东西，像粥、面条等，不要吃含有脂肪和糖分的点心。

③宝宝每次拉完后要给他冲洗臀部，每天用香皂洗一次，再用润肤霜护理，父母处理完宝宝粪便后要及时洗手，以免在家庭成员中相互传染。

小儿腹泻

　　婴幼儿腹泻是一种胃肠功能紊乱综合征。根据病因不同可分为感染性和非感染性两大类。2岁以下婴儿，消化功能尚不成熟，抵抗疾病的能力差，尤其容易发生腹泻。夏秋季节是感染多发期，多种细菌、病毒、真菌或原虫可随食物或通过污染的手、玩具、用品等进入消化道，很容易引起肠道感染性腹泻。表现为每日排便5～10次不等，大便稀薄，呈黄色或黄绿色稀水样，似蛋花汤，或夹杂未消化食物，或含少量黏液，有酸臭味，偶有呕吐或溢乳、食欲减退。患儿体温正常偶或有低热。重者血压下降，心音低钝，可发生休克或昏迷。

人工麝香粉

　　【配方】人工麝香、丁香、肉桂各适量。

　　【制用法】上药共研成细末，每次用0.5～1.0克，温水调敷肚脐部位，以伤湿止痛膏固定，24小时更换1次。

　　【功效】温补脾阳。用于治疗脾虚久泻。

止泻敷脐散

　　【配方】吴茱萸、肉桂、黄连、木香各3克，苍术5克。

　　【制用法】上药共研细末，与适量葱白捣如泥状，摊成药饼状，备用。上药分2次敷于神阙穴上，外用止痛膏覆盖固定。24小时换药1次。同时配用西药止泻，按体重给药。

　　【功效】温中燥湿，消炎理气。

备注

　　引自1991年《陕西中医》第8期。

敷脐方

　　【配方】车前子、丁香各1克，肉桂2克。

　　【制用法】上药各研细末、和匀、备用。用时取2克置脐中，然后以加热之纸膏药盖贴于上。每隔2日换药1次。

【功效】温中止泻。

备注

引自《中药贴敷疗法》。

胡萝卜汤

【配方】鲜胡萝卜250克。

【制用法】洗净，连皮切成块状，放入锅内，加水适量和精盐3克，煮烂，去渣取汁，每日分2～3次服完。

【功效】用于治疗小儿腹泻。

胡椒粉饼

【配方】胡椒粉1克，熟米饭15克。

【制用法】将刚蒸熟的大米饭在手中拍成小薄圆饼，把胡椒粉撒在饼的中央。待饼不烫手时，将其正对肚脐贴上，以绷带固定，4～8小时除去。

【功效】用于治疗婴幼儿单纯性消化不良之腹泻。

炮姜炭

【配方】炮姜炭50克，焦山楂100克。

【制用法】共研细末，每日3次，1次1～2克。

【功效】温中止泻，健脾消积。用于治疗婴幼儿腹泻。

大蒜

【配方】大蒜头（未去皮）1个。

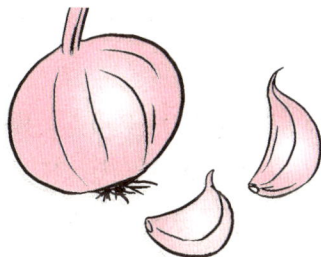

大蒜

【制用法】将大蒜用小火烧烤并不时翻动，使大蒜外皮烧煳，里面烧软，烧熟，然后将烧熟的蒜肉碾碎，喂给婴儿。

【功效】用于治疗婴儿腹泻。

小儿夜哭

　　夜哭是指婴儿白日嬉笑如常而能入睡，入夜则啼哭不安，或每夜定时啼哭，甚至通宵达旦，少则数日，多则经月，故又称夜啼。其原因有多种，如腹部受寒、过食炙烤之物、暴受惊恐、体质较弱及父母体质素虚等。有的因营养过多、运动不足，有的因怕黑；而处在兴奋状态的小儿，也会常常夜啼，尤其是有神经质的小儿，更有夜哭不停的情形发生。

● 解热安神膏

　　【配方】羌活、防风、天麻、薄荷、黄连、甘草、全蝎、白僵蚕、胆南星各10克，犀角片6克（用水牛角15克代，切片）。

　　【制用法】麻油熬，黄丹收。摊膏备用。

　　【功效】镇心解热，熄风镇静，退惊安神。主治小儿夜哭。

备　注

　　引自《理瀹骈文》。

● 泻心导赤饼

　　【配方】木通2.5克，生地黄4.5克，黄连、甘草、灯芯草各1.5克。

　　【制用法】上药共研细末，加白蜜滚水调和成饼。敷贴两手心劳宫穴上。

　　【功效】清心泻火。

备　注

　　引自1979年《上海中医药杂志》第2期。

● 茴香饼

　　【配方】大茴香、小茴香、大黄各10克，面粉60克。

　　【制用法】将药研成细末，加入面粉及水，做成3个小饼，外敷肚脐处，上加热水（以小儿能承受为度），每日早、午、晚各敷1次，3个饼交替使用，连用3日。

　　【功效】适用于小儿夜啼。

丁香膏药

【配方】丁香、肉桂、吴茱萸各等量。

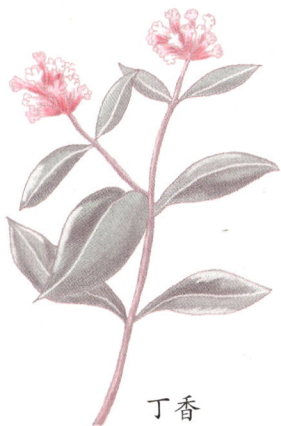

丁香

【制用法】上药共为细末。取适量药末置于普通膏药上。贴于脐部，每晚1次，次晨去掉。

【功效】主治小儿脾脏虚寒型夜哭。

葛根粉

【配方】葛根粉7~8克。

【制用法】放入热开水里，使其溶解，再加入蜂蜜，趁热服用。

【功效】用于治疗小儿夜哭。

黄连乳汁

【配方】黄连3克，乳汁100毫升，白糖15克。

【制用法】将黄连水煎取汁30毫升，兑入乳汁中调入白糖。

【功效】适用于小儿心经有热，夜啼不安。

灯芯草灰

【配方】灯芯草5克。

【制用法】烧灰，涂于母亲的乳房上，让孩子吃。

【功效】治小儿夜哭，孩子吃后便能安静下来。

备 注

适用于吃母乳的婴儿。

淡竹叶粥

【配方】淡竹叶30克，北粳米50克，冰糖适量。

【制用法】将淡竹叶加水煎汤，去渣后入粳米、冰糖，煮粥。早晚各1次，稍温顿服。

【功效】适用于心火炽盛之夜啼。

小儿惊厥

惊厥又称抽风、惊风，是小儿时期较常见的紧急症状，各年龄小儿均可发生，尤以6岁以下儿童多见，特别多见于婴幼儿，多由高热、脑膜炎、脑炎、癫痫、中毒等所致。惊厥反复发作或持续时间过长，可引起脑缺氧性损害、脑水肿，甚至引起呼吸衰竭而死亡。本病初发的表现是意识突然丧失，同时有全身的或局限于某一肢体的抽动，还多伴有双眼上翻、凝视或斜视，也可伴有吐白沫和大小便失禁。而新生儿期可表现为轻微的全身性或局限性抽搐，如凝视、面肌抽搐、呼吸不规则等。中医学认为，惊厥是惊风发作时的症候。

丁香葱白

【配方】丁香、葱白、艾蓬头各7个。

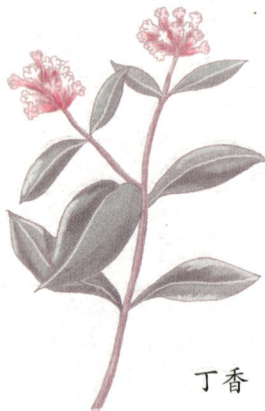

丁香

【制用法】打匀，敷在脐孔，用布裹。

【功效】用于治疗小儿惊风。

蚯蚓吴萸膏

【配方】活蚯蚓1条，生吴茱萸7克，白芥子3克，米醋适量。

【制用法】将吴茱萸、白芥子混合研为细末，与蚯蚓共捣烂，再加米醋调成膏状。取药膏贴于患儿脐中及足心（涌泉穴）上，外盖纱布，用胶布固定，每日换药1~2次。

【功效】熄风化痰，镇惊。适用于小儿惊厥、四肢抽搐、牙关紧闭、高热神昏。

桃白皮

【配方】桃树二层白皮120

克，大葱200克，灯芯草1团。

【制用法】共捣烂。敷两手、两脚心处。

【功效】用于治疗小儿急性惊风。

一枝黄花生姜汁

【配方】一枝黄花30克，生姜1片。

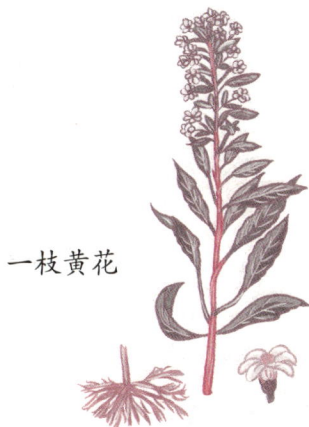

一枝黄花

【制用法】共捣烂取汁。开水冲服。

【功效】用于治疗小儿急性惊风。

万金散丸

【配方】蜈蚣（去头足，炙研为末）1条，丹砂、轻粉各等份。

【制用法】共研匀，乳汁为丸，如小绿豆大。每岁1丸，乳汁送下。

【功效】用于治疗小儿急性

惊风。

钩藤叶汤

【配方】钩藤叶9克。

【制用法】水煎服。

【功效】用于治疗小儿惊风。

金银花汤

【配方】金银花9克，猪胆1.5克，甘草3克。

【制用法】水煎服。

【功效】用于治疗小儿惊风。

琥珀散半夏汤

【配方】琥珀、朱砂各1.5克，半夏1克。

【制用法】将琥珀、朱砂共研细末，与半夏煎汤内服。

【功效】用于治疗小儿惊痫。

三七汤

【配方】鲜景天三七15～30克，生姜皮少许，壁蟹壳2个。

【制用法】加水炖服。

【功效】用于治疗小儿惊厥、风痰抽搐。

小儿遗尿

遗尿，俗称尿床，是一种夜间无意识的排尿现象。小儿在3岁以内由于脑功能发育未全，对排尿的自控能力较差；学龄儿童也常因紧张、疲劳等因素，偶尔遗尿，均不属病态。超过3岁，特别是5岁以上的儿童经常尿床，轻者数夜1次，重者1夜数次，就可能是疾病状态的遗尿，父母则应引起注意。本病多见于小儿先天性隐性脊柱裂、先天性脑脊膜膨出、脑发育不全、智力低下、癫痫发作、脊髓炎症和泌尿系感染及尿道受蛲虫刺激等。生理性遗尿不需药物治疗，如是疾病引起的遗尿，应从治疗原发病着手。

● 遗尿散

【配方】覆盆子、金樱子、菟丝子、五味子、仙茅、山萸肉、补骨脂、桑螵蛸各60克，丁香、肉桂各30克。

【制用法】上药共研细末，密封备用。用时取药粉，填满脐孔，滴上1或2滴酒精或白酒后，再贴上烘热的暖脐膏（中药房有售），再用薄层的棉花纱布覆盖好。每3日换药1次。部分患者可同时口服此药粉，每天早晚各1次，3～10岁，每次服3～5克，10岁以上每次服5～6克。用白糖水送服。

【功效】补肾缩尿。

备 注

引自《外治汇要》。暖脐膏不可太热，以免烫伤皮肤。

● 核桃蜂蜜

【配方】核桃肉100克，蜂蜜15克。

【制用法】将核桃肉放在锅内干炒发焦，取出晾干。调蜂蜜吃。

【功效】补肾温肺，定喘润肠。用于治疗小儿久咳引起的遗尿气喘、面眼微肿。

● 洋参猪腰

【配方】西洋参、龙眼干各

15克，猪腰1对。

【制用法】以上3样蒸熟食用。

【功效】用于治疗小儿遗尿，一般1次即好。

丁香肉桂贴脐方

【配方】丁香、肉桂各3克。

【制用法】将两者研细，与米饭适量共捣成泥，做成小饼，每晚敷于肚脐上。

【功效】补火助阳。用于治疗小儿遗尿。

柿蒂汤

【配方】柿蒂12克。

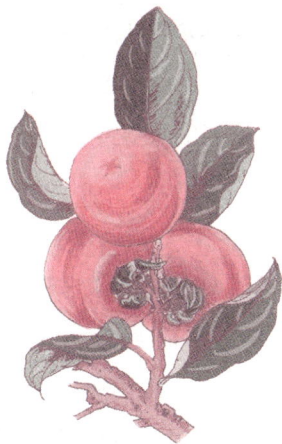

柿子

【制用法】水煎内服。

【功效】用于治疗小儿习惯性尿床。

金樱子膏

【配方】金樱子（去子）适量。

【制用法】酌加白糖，熬膏。每服1匙，日服2次。

【功效】用于治疗小儿习惯性尿床。

鸡肠

【配方】鸡肠1具。

【制用法】剖开洗净，焙干，研细末。每日2次，每次3～6克，温开水送下，连服10日。

【功效】用于治疗小儿遗尿。

玉竹汤

【配方】玉竹60克。

【制用法】洗净切片，水煎，饭前服。

【功效】用于治疗小儿遗尿。

益智散

【配方】益智仁9克。

【制用法】醋炒研细末。用红酒分3次送服。

【功效】用于治疗小儿尿床。

佝偻病

佝偻病俗称软骨病，是指婴幼儿时期由于维生素D不足，钙和磷吸收不良，引起骨骼生长障碍，以致影响其他器官发育的一种慢性营养不良疾病。患该病的小儿，开始主要以精神改变为主，烦躁不安、易激惹、睡眠不安、夜间惊叫、多汗及因头汗出而致头皮发痒，摩擦枕头，使脑后头发脱落而形成"枕秃"。若不及时治疗，将进一步发展为全身肌肉松弛无力，腹部膨隆如蛙状，并可逐渐出现骨骼系统的改变。6个月以内婴儿形成颅骨软化，出现"乒乓头"；8～9个月以上的患儿会出现方颅、前囟过大和闭合过晚、出牙延迟；1岁左右患儿者可形成鸡胸或漏斗胸、O形或X形腿、驼背，甚至出现脊柱和骨盆变形等，且体质弱，易染其他疾病。

● 虾皮蛋羹

【配方】虾皮10克，鸡蛋1个。

【制用法】将鸡蛋打花与虾皮搅拌均匀，放入蒸锅中蒸熟。佐餐。

【功效】经常食用可预防小儿佝偻病。

备 注

虾皮含钙量最高，是其他任何食物都无法比的。虾皮还含有较多蛋白质等。因此，对儿童来说，虾皮是补充钙质、预防佝偻病的一种经济实惠又有疗效的食品。

● 鸡蛋壳

【配方】鸡蛋壳。

【制用法】洗净烤干研粉过筛。6个月至1岁每次0.5克，1～2岁每次1克，每日服2次。

【功效】用于治疗佝偻病。

● 苜蓿汤

【配方】苜蓿60克。

【制用法】水煮，频服。

【功效】用于治疗佝偻病。

● 板栗

【配方】生板栗500克，白糖250克。

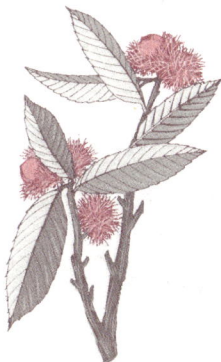

板栗

【制用法】先将板栗加水煮半小时，待凉，剥去皮，放在碗内再蒸40分钟，趁热用刀将板栗压拌成碎泥，加入白糖搅匀，再把栗泥填平成饼状，摆在盘中即成色味俱佳的食品，可供患儿经常食用。

【功效】本方常吃对治疗小儿佝偻病有效。

● 干香蕈

【配方】干香蕈9克。

【制用法】先用开水泡发，发透后再将香蕈洗净，放入锅内，加水适量，并将泡发香蕈的开水去掉沉淀物后，一起倒入锅内煎煮，每日3次温服。

【功效】用于预防佝偻病。

● 钩藤

【配方】钩藤6克。

【制用法】水煎15分钟，取液30毫升，加奶100毫升，每次20毫升，每日3次。

【功效】用于治疗佝偻病，夜惊夜闹甚者。

● 炒黄豆

【配方】炒黄豆（研末），鸡蛋皮（炒煳研末）各适量。

【制用法】等量混合，加白糖，每次服3克，每日3次，连服1个月。

【功效】用于治疗佝偻病。

● 田螺

【配方】田螺250克。

【制用法】在清水中放置24小时后再用水炖熟，加盐调味，喝汤吃肉。

【功效】用于治疗佝偻病。

蜜饯黄精方

【配方】干黄精100克，蜂蜜200克。

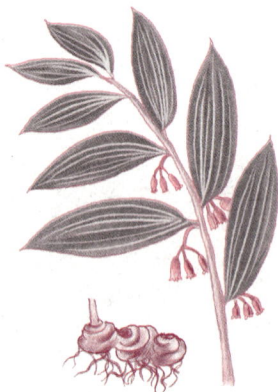

黄精

【制用法】干黄精洗净放在铝锅内，加水浸泡透发，再以小火煎煮至熟烂，液干，加入蜂蜜煮沸，调匀即成。待冷，装瓶备用。每次1汤匙。

【功效】补益精气，强筋壮骨。用于治疗小儿下肢痿软无力。

鸡肝粥

【配方】鸡肝1具。

【制用法】煮粥，常吃。

【功效】用于治疗有明显软骨表现者。

珍珠贝

【配方】珍珠贝30克，太子参9克，苍术、熟地黄、五味子、女贞子各6克。

【制用法】上6味共研细末，或水煎。每次服1克，每日3次，连服2个月；或上药每日1剂，水煎分3次服。

【功效】补肾益脾。用于治疗小儿佝偻病。

竹叶卷心汤

【配方】竹叶卷心6克，灯芯草1克。

【制用法】煎后取液50毫升，加奶100毫升，每次30毫升，每日3次服。

【功效】用于治疗佝偻病患儿夜间啼哭、白天吃奶正常者。

黄连水

【配方】黄连3克。

【制用法】水煎，取30毫升，加奶100毫升，加糖20克，每次100毫升，每日3次服。

【功效】用于治疗佝偻病患儿夜间啼哭、白天吃奶正常者。

● 生黄芪汤

【配方】生黄芪、党参各9克，丁香15克。

【制用法】水煎服，每日1剂。

【功效】用于治疗佝偻病。

● 生地麦冬粥

【配方】生地黄、麦冬各6克。

【制用法】取液与粳米煮粥，喂粥，每日2～3次。

【功效】用于治疗佝偻病。

生活宜忌

①尽可能给孩子母乳喂养，适时增加辅助食品。

②让孩子多做户外活动，做日光浴。炎夏时，在室外非阳光直接照射下亦可。

③注意预防感染，若伴有其他慢性疾病要及时治疗。勿让患儿过早、过多地坐立和行走，扶抱时注意姿势正确，以免骨骼发生畸形。

④对严重患儿要防止跌倒和外伤，以免骨折。多食富含维生素D和钙的食物。轻度骨骼畸形者，可采取主动或被动运动方法矫正。

儿童多动症

儿童多动症又称脑功能轻微失调或轻微脑功能障碍综合征。表现为注意力不集中、上课说话、做小动作等。虽然其智力正常，但学习成绩可能较差，难与他人相处，易激惹，动作不协调。

本病男孩多于女孩，尤其早产儿多见。多在学龄期发病，其病因有人认为与难产、早产、脑外伤、颅内出血、某些传染病、中毒等有关，也有人认为与环境污染、遗传等有关。中医学认为，心脾两虚、肝阳上亢、湿热内蕴是其主要病因病机。

● 枸杞子汤

【配方】女贞子15克，枸杞子、生牡蛎、夜交藤各12克，白芍药、珍珠各9克。

【制用法】将牡蛎、珍珠研碎装入纱布袋中，以6碗水先煎牡蛎、珍珠，约10分钟后再下其他药材，中火煎至3碗后将药液倒出，药渣再将3碗水煎成1碗，将2次药液混合，分4次在3餐后及睡前1小时各服1碗，每日1服，连续服用。

【功效】主治儿童多动症。

备 注

有小儿患此症，每天总是动不停，没有一刻安宁，上课不专心，坐不住，后服用本方40服后，其多动症基本消失。

● 百合鸡蛋汤

【配方】百合60克，大枣4枚，鸡蛋2个。

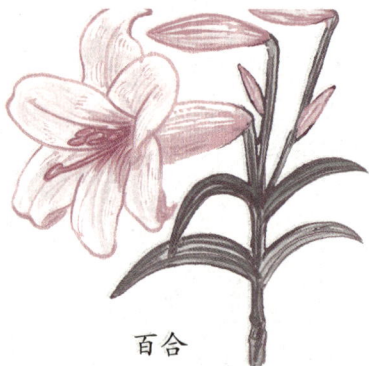

百合

【制用法】将百合、大枣加水400毫升，大火烧开，打入鸡蛋，煮至熟，下白糖，调匀。分2次服。

【功效】用于治疗小儿多动症。

咖啡

【配方】咖啡适量。

【制用法】按普通浓度冲好1杯咖啡。适当加糖或奶。给患儿饮用，每日2～3次。

【功效】用于治疗小儿多动症。

鹿角粉汤

【配方】鹿角粉（冲）、熟地黄各20克，生龙骨（先煎）30克，炙龟板（先煎）、丹参各15克，石菖蒲、枸杞子各9克，远志3克，益智仁6克，砂仁（包煎）4.5克。

【制用法】水煎服。

【功效】滋阴潜阳，涤痰开窍，活血化瘀。治精血不足，阴阳失调，动作过多，不协调。

酸枣仁汤

【配方】酸枣仁30克，郁金、柴胡各10克，甘草5克。

【制用法】水煎服，每日1剂。

【功效】用于治疗小儿多动症。

熟地黄汤

【配方】熟地黄、龟板、知母、黄柏、龙齿、远志、石菖蒲、山萸肉、山药、茯苓各适量。

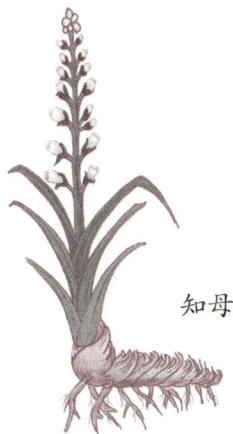

知母

【制用法】共研细末，炼蜜为丸。每丸重6克，每服1丸，日服2～3次。

【功效】用于治疗小儿多动症。

石菖蒲汤

【配方】石菖蒲、栀子、半夏、白附子各10克，牛黄清心丸

1粒，冲服。

【制用法】水煎服，每日1剂。

【功效】用于治疗小儿多动症。

康益糖浆

【配方】远志、石菖蒲、龟板、茯苓、龙骨、益智仁、怀山药、莲子各适量。

【制用法】以上药制成糖浆或胶囊，每次10～15毫升或3粒，日服2～3次，7日为1个疗程。

【功效】用于治疗小儿多动症。

生活宜忌

①避免食入含铝食品。
②补充铁、锌和蛋白质。

第五章

妇产科秘方

女性的生殖系统是一个养育生命的花园。然而，就像鲜花盛开的地方会有杂草滋生和害虫生长一样，女性的生殖系统也会带给她们疾病和烦恼，那就是妇产科疾病，如阴道炎、盆腔炎、子宫颈炎、宫颈糜烂、痛经、闭经、月经不调、子宫脱垂、产后出血等。妇产科疾病的危害是很大的，除了影响身体健康，有些还会使女性无法怀生子，造成终身遗憾。本章精心挑选了一些治疗妇产科疾病的中医秘方，对症选用，定会为你在治疗妇产科疾病上提供一些帮助。

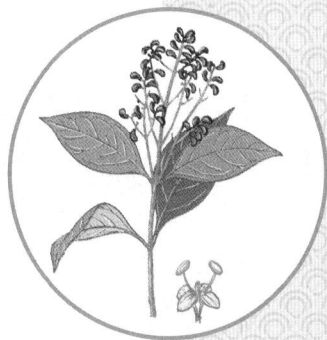

阴道炎

阴道炎是较常见的一种妇科疾病。由阴道环境酸碱度改变或局部黏膜变薄、破损、抗病力减低，被滴虫、真菌或细菌入侵引起。临床主要表现为外阴瘙痒、性交痛、白带增多呈白色乳酪状，如合并有尿道口感染时，可有尿频尿痛。阴道炎分以下三种：①滴虫性阴道炎：病原体为阴道毛滴虫。②真菌性阴道炎：病原体为白色念珠菌。③老年性阴道炎。滴虫性阴道炎白带多为黄色稀薄的泡沫状，有臭味。真菌性阴道炎的白带典型为灰白色稠厚的豆渣样。

治阴道炎方

【配方】黄柏15克，枯矾、雄黄各10克，轻粉、冰片各5克。

【制用法】上为细末，用凡士林60克调成软膏，备用。先用鲜大青叶100克，蛇床子、地骨皮、五灵脂各50克煎水冲洗阴道后（每天早晚各1次），再取此膏涂敷患处。每日1次。

【功效】解毒，燥湿，杀虫。

备 注

引自1985年《新中医》第5期。

蛇麻子苦参汤

【配方】蛇床子、苦参、川椒、甘草各15克。

【制用法】煎汤熏洗。

【功效】用于治疗阴道炎。

苦参根百部水

【配方】苦参根、百部各30克，花椒9克。

【制用法】煎汤熏洗。

【功效】用于治疗阴道炎。

矾蛇汤

【配方】白矾9克，蛇床子30

克，鹤虱、黄柏各9克。

【制用法】煎汤熏洗，早晚各1次。

【功效】用于治疗阴道炎。

● 蛇床子地肤子水

【配方】蛇床子15克，地肤子30克，百部15克，白芷9克。

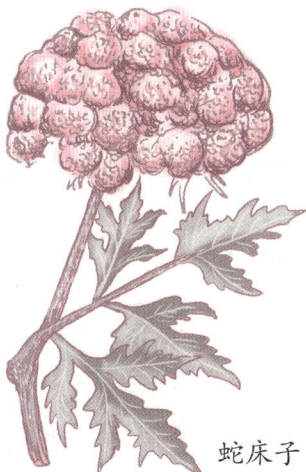

蛇床子

【制用法】煎汤洗阴道，分2次洗。

【功效】用于治疗阴道炎。

● 鬼针草洗剂

【配方】新鲜鬼针草全草、蛇泡的全草各60克。

【制用法】水煎出味，将

药液倒在盆内，趁热熏后坐盆浸洗，边浸边洗净阴道分泌物。

【功效】用于治疗阴道炎。

备 注

治疗期间勿使用其他药，禁房事；内裤需煮沸消毒，勤换勤晒；月经期禁止用药；已婚者夫妇同时治疗为好。

● 白萝卜醋汁

【配方】白萝卜汁、醋各适量。

【制用法】用醋冲洗阴道，再用白萝卜汁擦洗及填充阴道。通常10次为一个疗程。

【功效】清热解毒、杀虫。适用于滴虫性阴道炎。

● 蛇床黄柏散

【配方】蛇床子、黄柏、苦参各等份。

【制用法】共研为细粉，过100目筛，灌装胶囊，每粒0.5克。早晚各1粒，塞入阴道。

【功效】用于治疗阴道炎、滴虫病及附件炎、子宫内膜炎。

盆腔炎

盆腔炎是指女性盆腔器官组织发生的炎症性病变，一般以子宫内膜炎和输卵管炎为多见，又分为急性和慢性两种。临床研究表明，下腹部持续性疼痛和白带增多为其主要症状。急性盆腔炎常伴有发热、头痛、怕冷等症状，而慢性盆腔炎在发病期间常伴有腰酸、经期腹痛、经量过多等症状，若不及时治疗，可因输卵管闭锁而造成继发性不孕。

民间秘方

皂角刺汤

【配方】皂角刺、生黄芪各20克，生蒲黄包12克，制大黄（后下）6克。

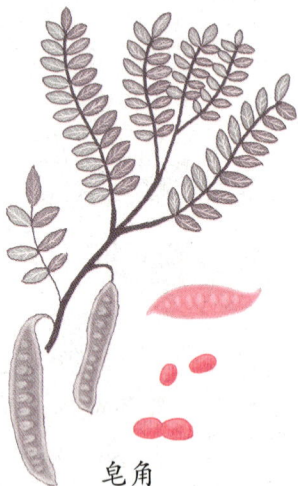

皂角

【制用法】水煎服，每日1剂。

【功效】托毒排脓，益气生肌，活血化瘀。用于治疗盆腔炎及盆腔炎性肿块。

珍珠菜汤

【配方】珍珠菜、穿心莲、蒲公英、忍冬藤、白花蛇舌草、紫花地丁、大青叶、鱼腥草各15~50克。

【制用法】任选上药2~3种，水煎服，每日1剂。

【功效】用于治疗盆腔炎。

地杷汤

【配方】米口袋20克，地龙10克，土枇杷25克。

【制用法】用鲜品或干品，水煎服，每日1剂，日服3次。

【功效】用于治疗盆腔炎或

尿道炎等症。

毛茛鲜草

【配方】毛茛鲜草适量。

【制用法】捣烂外敷，每日1次。局部起泡即取去，外涂龙胆紫，勿用针刺破。

【功效】用于治疗盆腔炎。

苋柏汤

【配方】獭猫30克，苋柏50克，杭白芍药35克。

【制用法】水煎内服，每日1剂，日服3次，兑酒饮。

【功效】清热解毒，活血化瘀，止痛。治疗盆腔炎。

大青盐

【配方】炒大青盐500克或醋拌坎离砂500克。

【制用法】布包敷于下腹部。

【功效】用于治疗盆腔炎。

蛇牛汤

【配方】白花蛇舌草50克，入地金牛10克，穿破石15克。

【制用法】水煎服，每日1剂，服药至盆腔炎症消失即可停。

【功效】用于治疗盆腔炎。

备注

对盆腔脏器的炎性肿块并伴有感染病灶者，疗效也较显著。

蚤休地丁草汤

【配方】蚤休、紫花地丁、虎杖各15克，川芎5克，当归、川楝子、延胡索各10克。

【制用法】水煎服，每日1剂。

【功效】疏肝理气，活血化瘀，清利湿热。用于治疗盆腔炎。

生活宜忌

①注意个人卫生。
②经期避免性生活。
③避免不必要的妇科检查。

子宫脱垂

　　子宫脱垂是指子宫偏离正常位置沿着阴道下降，低于子宫颈外阴道口到坐骨棘水平以下甚至完全脱出阴道口外的疾病。中医称"阴挺""阴癫""阴疝"等。多发于产后体质虚弱，气血受损，分娩时用力太大，或产后过早参加重体力劳动，致使气弱下陷，脉络胎宫松弛，不能稳固胞体，因而形成下坠。由于胞宫经络与肾相连，所以肾气衰虚，或产育多，内耗肾气，也可使胞宫脉络松弛导致子宫脱垂。妇女在过劳、排便时用力太过、剧咳等情况下，都可能反复发作。

● 加味四君汤

　　【配方】党参、家茄根、黄芪、野茄根各9克，白术、云茯苓各6克，甘草3克。

　　【制用法】水煎服，每日1剂。一般连服半个月至1个月有效。

　　【功效】对子宫脱垂有神奇效果。

备注

　　本方是贵州贵阳市中西医结合医院原中医李文丹经验良方。

● 五倍子粉

　　【配方】五倍子粉适量。

　　【制用法】以香油调后，用消毒棉蘸药，堵塞阴道穹隆处。

　　【功效】治疗子宫脱垂。

● 敛脱方

　　【配方】白棕根500克，鲜猪肉250克。

　　【制用法】将上料同煮，取肉食之，不加酱油和盐。

　　【功效】治疗体虚之子宫下脱者。

备注

　　本方是甘肃民间验方。

● 醋熏法

　　【配方】醋250毫升。

　　【制用法】痰盂内加醋250毫

升，将小铁块或小铁器烧红放入盂内，醋即沸腾，患者坐痰盂上熏15分钟。每日1次。治疗期间注意营养、休息，忌房事。

【功效】收敛破瘀。治疗子宫脱垂。

老丝瓜壳

【配方】老丝瓜壳1个。

【制用法】老丝瓜壳烧灰存性，白酒50°以上送服，每次服10克，每日服2次。

【功效】治子宫脱垂。

团鱼头

【配方】团鱼头5～10个。

【制用法】洗净切碎，置锅内炒黄，研末，每晚临睡前服3克，用米酒或黄酒送服。

【功效】治子宫脱垂。

鳖头灰

【配方】鳖头、黄酒各适量。

【制用法】将鳖头置火上烧炭存性，研末。每次用黄酒送服6克，每日3次。

【功效】益气补虚。治疗子宫脱垂。

无花果叶外洗方

【配方】无花果枝叶共250克。

【制用法】加水3碗，煎汤洗患处。

【功效】治疗子宫脱垂。

金樱子黄芪膏

【配方】金樱子、黄芪片各500克。

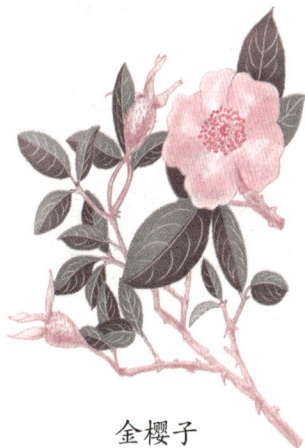

金樱子

【制用法】水煎3次，每次用水800毫升，煎半小时，3次混合，去渣，用小火浓缩成膏。每日服3次，每次30～50克。用温开水送服。

【功效】补中益气，固肾提升。适用于妇女子宫脱垂。

月经不调

月经不调是妇科常见的一种疾病，表现为月经周期紊乱，出血期延长或缩短，出血量增多或减少，甚至月经闭止。卵巢功能失调、全身性疾病或其他内分泌腺体疾病影响卵巢功能者，都可能诱发此病。此外，生殖器官的局部病变如子宫肌瘤、子宫颈癌、子宫内膜结核等也可表现为不规则阴道流血，应注意两者的区分。

葵花盘

【配方】葵花盘1个（去子），黄酒适量。

【制用法】将葵花盘晒干，用炒锅焙成炭，研为细面，过箩备用。每次3克,黄酒送服,日3次。

【功效】清热解毒，达邪外出。用治崩漏。

备注

服药期间忌辛辣食物及房事，崩漏初起者忌用。

养血调经膏

【配方】①当归100克，川芎50克，白芍药、益母草、红花、柴胡、茯神、续断、牛膝、杜仲、香附、附皮、牡丹皮、白术各20克，熟地黄、甘草、蕲艾、泽兰各12.5克。②香油1500毫升，黄丹600克。③人参、沉香各25克，鹿茸20克，肉桂15克（共研细末）。

【制用法】上列①组药用②组香油炸枯，去渣，加黄丹收膏，另掺入③组药料搅匀。每张药重25克，备用。贴腹部或腰部。

【功效】温经解郁,养血调经。

备注

引自《百病中医膏散疗法》。孕妇忌贴。

荔枝核香附末

【配方】荔枝核、香附各等份。

【制用法】将2味捣碎，研末。黄酒调服，每次6克，每日早、晚各1次。

【功效】散寒祛湿，理气散结，调经止痛。用于治疗行经前小腹疼痛。

丹参末

【配方】丹参不拘多少。

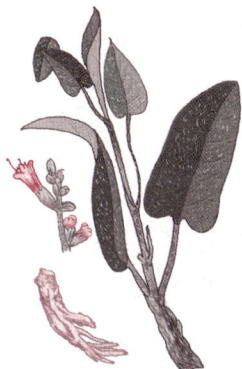

丹 参

【制用法】研为末，每服6克，酒调下。

【功效】用于治疗妇人经脉不调，或前或后、或多或少，产前胎不安、产后恶血不下。

艾叶水

【配方】艾叶、干姜各50克，桂枝35克，细辛12克。

【制用法】将上药加清水适量，煎煮30分钟，去渣取汁，与2000毫升开水一起倒入盆中，先熏蒸脐下，待温度适宜时泡洗双脚，每日1次，每次熏泡40分钟，10日为1个疗程。

【功效】温经散寒止痛。适用于月经延后、月经量少。

红糖木耳

【配方】黑木耳120克，红糖60克。

【制用法】将木耳洗净，用水煮熟，加红糖拌食。一次吃完，血渐止，再以木耳、红糖各60克拌食即愈。

【功效】益气，凉血，止血。用于治疗崩中漏下、血崩不止。

山楂红糖水

【配方】生山楂肉50克，红糖40克。

【制用法】山楂水煎去渣，冲入红糖，热饮。非妊娠者多服几次，经血亦可自下。

【功效】活血调经。用于治疗月经错后。

女子不孕

育龄夫妇同居2年以上，因女方病理原因而不能生育的，称为女子不孕。女子不孕分为原发性不孕和继发性不孕。有正常性生活、配偶生殖功能正常，未避孕而不受孕者，为原发性不孕；如果曾一度怀孕，但此后就未能受孕为继发性不孕。女性不孕的原因有生殖道堵塞、生殖道炎症、卵巢功能不全和免疫因素等。此外，严重的生殖系统发育不全或畸形、全身性疾病、营养缺乏、内分泌紊乱、肥胖病、神经系统功能失调等，也会影响卵巢功能和子宫内环境而导致不孕。

当归知母汤

【配方】当归7.5克，知母15克，川芎10克，甘草5克。

【制用法】一碗半的水煎之，分服，每月来月经前后各服1剂。

【功效】用于治疗女子不孕，不出数月便能受孕。

椒附散

【配方】食盐30克，川椒、熟附子各15克，生姜5～10片，艾炷21壮（如黄豆大）。

【制用法】先将食盐研细末待用，次将川椒、附子共研细末，贮瓶备用。用时先取食盐15～30克填入患者的脐孔内，取艾炷置食盐上点燃灸7壮，继之去除脐中食盐，再以川椒、附子末填入脐孔内，以生姜片覆盖于脐上，再用艾炷置脐上灸之，连续灸14壮。每日如上填药艾炷灸1次，7日为1个疗程。

【功效】温通经络。

备注

引自《外治汇要》。

狗头散

【配方】全狗头骨1个。

【制用法】将狗头骨砸成碎块，焙干或用砂炒干焦，研成细末。服药前测基础体温，有排卵的体温曲线呈双相型，即月经后3～7日开始服药。每晚临睡时服狗头散10克，黄酒红糖为引，连服4日为1个疗程。忌食生冷。未成孕者，下次月经过后再服。连用3个疗程而无效者，改用他法治疗。

【功效】用于治疗不孕症。

备注

全狗头骨散治疗不孕症，作用机制不明，有待进一步探讨，可能是狗头骨和狗肉为热性，故对宫寒、子宫发育欠佳，不能受孕者有效，对其他型和器质性病变不孕者则欠佳。

● 玉兰花汤

【配方】玉兰花将开未放者10朵。

【制用法】用水煎服。

【功效】用于治疗痛经不孕。

● 菟丝子汤

【配方】菟丝子18克，杜仲、覆盆子各15克，吉林参6克，延胡索、白芍药各10克，鹿角霜30克，当归12克。

【制用法】水煎服，每日1剂。

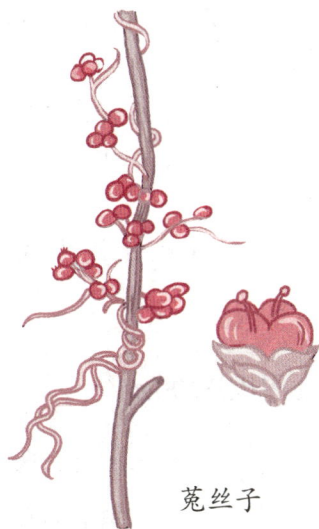
菟丝子

【功效】补肾益气，滋养冲任。用于治疗妇女不孕症，证属肾气不充者。

● 乌梅汤

【配方】乌梅、党参各30克，远志、五味子各9克。

【制用法】水煎服，每日1剂。

【功效】用于治疗女子不孕。

● 鸡血藤汤

【配方】鸡血藤30克，桃仁、车前子各15克，当归、木香、艾叶、焦山楂、焦神曲、焦麦芽、佛手各10克，三棱、莪术、泽泻各6克，川续断12克，杜仲18克。

【制用法】月经前3日开始服药，每日1剂，水煎，分2次温服。

【功效】用于治疗痛经不孕。

牡丹皮丹参汤

【配方】牡丹皮、丹参、当归、白芍药、生地黄、香附、茺蔚子、延胡索、怀牛膝、郁金各10克，川芎、月季花、玫瑰花各5克。

【制用法】水煎服，每日1剂。

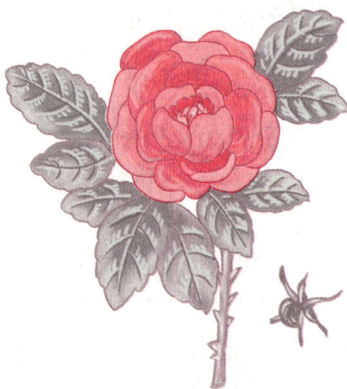

玫瑰花

【功效】活血化瘀，通经散结。用于治疗输卵管阻塞不孕症。

气滞血瘀型，多因流产刮宫致继发不孕。

桃仁汤

【配方】桃仁、当归、赤芍药各10克，三棱、莪术、昆布各12克，路路通、地龙各18克，川芎6克。

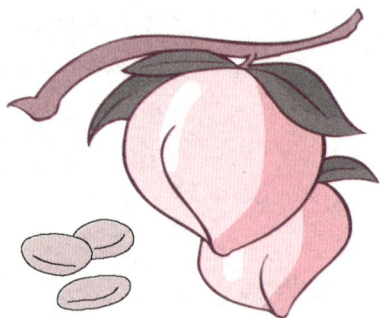

桃仁

【制用法】水煎服，每日1剂。

【功效】活血化瘀，通经活络。用于治疗输卵管不通。

丹参茯苓汤

【配方】丹参20克，茯苓15克，柴胡、枳实、赤芍药、葛根各10克，生甘草3克。

【制用法】水煎服，每日1剂。

民间秘方

188

【功效】用于治疗气滞血瘀型不孕症。

紫石英汤

【配方】紫石英、党参、川断各15克，淫羊藿9~15克，黄芩、徐长卿、菟丝子、当归、白芍药、白术、云茯苓、炙甘草各9克，熟地黄12克，川椒1.5克，鹿角霜、川芎各6克。

【制用法】水煎服，每月从月经第7日开始服药，每日服1剂，连服3日停药1日，再服3剂。每月共服6剂，6剂服完后方可交合。

【功效】补气养血益肾，补冲任。用于治疗原因不明的不孕症，指夫妇有正常性生活，3年以上未曾受孕，女方有排卵规律，输卵管通畅，周围无粘连，无肌瘤或子宫内膜异位症，男方精液检查正常。

熟地黄汤

【配方】熟地黄、淫羊藿、枸杞子、菟丝子、炙龟板（先煎）、党参各15克，鹿角片（先煎）、仙茅、当归、紫河车、川断、丹参各、牛膝各12克，壳砂、山萸肉各10克。

【制用法】每日1剂，煎3次，混匀，分2次服。

【功效】助阳滋阴，益气补血。用于治疗原发性不育不孕症。

生活宜忌

①减轻工作压力。工作压力会影响生殖能力。如果夫妻二人都是工作狂或一方是工作狂，对怀孕不利。而且要想怀孕时，必须将身心调整到最佳，这对孩子的健康也非常有好处。

②戒烟。无论是丈夫还是妻子吸烟，都会损坏生育力。研究显示，抽烟男性的精子数与活力都较低，每天抽烟的女性，也不易受孕。

③戒酒。酒精对精子的数量及质量影响很大，为增加怀孕的概率，你就必须戒酒。

产后诸症

产后诸症是孕妇产后出现的一系列综合性疾病。包括胞衣不下、产后血晕、产后血不下、产后虚弱、产后无乳、乳汁自出、产后阴脱、产后风湿痛、冒虚汗等症，常因气血亏虚、气虚血脱、表虚不固等所致，如不及时调护将诱发其他疾患。

● 滋阴止痛丸

【配方】胡桃去皮12个，酒炒杜仲500克，补骨脂25克。

【制用法】将上药研为细末，炼蜜为丸，如梧桐子大。每服60丸，每日2次，用淡醋汤送下。

【功效】主治妇女产后肾虚引起的各种腰痛。

备注

本方是湖南湘潭市名老中医谷乐氏家传民间验方。

● 牛膝汤

【配方】牛膝、瞿麦各200克，当归150克，通草300克，滑石（包煎）40克，冬葵子250克。

【制用法】以水9升，煮3升，分3服。若衣不下，腹满，即

有生命危险。

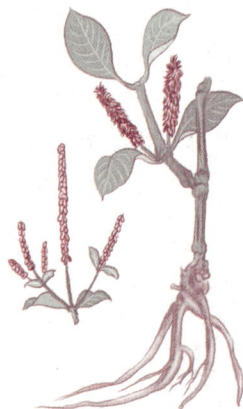

牛膝

【功效】用于治疗胞衣不出，脐腹坚胀，急痛即有生命危险者。

● 川芎汤

【配方】川芎、当归、芍药各等份。

【制用法】上药以水1.5盅，

煎至七分，去渣，无时热服。

【功效】用于治疗产后血崩，眩晕，不知人事。

附子丸

【配方】附子（炮）25克，牡丹皮50克，干漆0.5克。

【制用法】干漆碎之，炒尽烟与前2味共研为末，以醽醋1升，大黄末50克，熬成膏，和药丸如梧桐子大。温酒吞5～7丸，不拘时。

【功效】用于治疗血入胎衣，衣为血胀不得下。

济阴益母丸

【配方】益母草250克，赤芍药25克，当归22克，木香16克。

【制用法】共为细末，炼蜜

为丸，如弹子大。小儿童便、黄酒、米汤为引。冲1丸服下，每日2次。

【功效】主治产后肚子疼、手脚麻木等病症。

备　注

本方是河北保定名中医黄友信介绍的经验良方。

锦纹大黄

【配方】锦纹大黄50克，醽醋0.5升。

【制用法】锦纹大黄研为细末同煎如膏，丸如梧桐子大，患者用醋3.5毫升，化5～7丸服之，须臾血下即愈。

【功效】用于治疗产后恶血冲心，胎衣不下，腹中血块。

生活宜忌

①产后饮食一要富有营养，二要易于消化，其中特别需要补充的营养素有：蛋白质、水溶性维生素、铁、铜、锌等造血物质以及足够的水。

②产后锻炼一定要注意安全，做好自我监护，要量力而行，并且努力坚持下去。

③调整产后情绪，多从可爱的宝宝身上找快乐，恢复信心，愉快地面对生活。

产后恶露不绝

产后恶露不绝是指产妇分娩后恶露持续20日以上仍淋漓不断者，称为"恶露不绝"。本病症主要是由冲任失调、气血运行失常所致。它有虚、实之分，虚即恶露色淡、质稀、无臭味、小腹软而喜按；实即恶露色暗，有块或有臭味，小腹胀而拒按。

荷叶汤

【配方】干荷叶60克，鬼箭羽、蒲黄、刘寄奴各30克，桃仁15克（汤浸，去皮、尖、双仁，麸炒微黄）。

【制用法】上药捣筛为散。每服9克，以童便300毫升，生姜4克，生地黄7.5克，拍碎，同煎至180毫升，不计时候，稍热服。

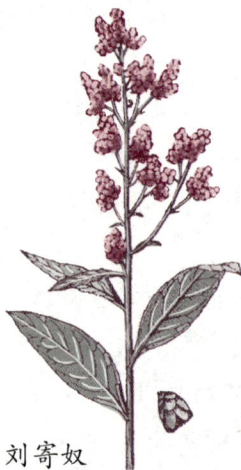

刘寄奴

【功效】破血逐瘀。用于治疗产后恶露不绝，腹中疼痛，心神烦闷。

生藕

【配方】生藕500克。

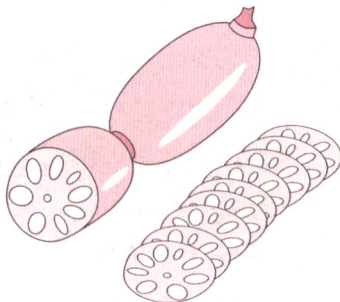

莲藕

【制用法】捣汁炖温服。

【功效】用于治疗产后恶露不绝。

卷荷散

【配方】初出卷荷、红花各60克，蒲黄纸炒、牡丹皮各15克。

【制用法】上为细末，每服9克，空心温酒或童便调下。

【功效】用于治疗产后血上冲心，血刺血晕，腹疼恶露不绝。

蒲黄丸

【配方】蒲黄、益母草、当归、五灵脂各等份。

【制用法】研为细末，蜜丸9克重，每服1丸，重者2丸，每日3次，白开水送服。

【功效】主治产后恶露不尽，少腹疼痛。

当归汤

【配方】当归24克，炙甘草、炮姜各5克，草桃仁11粒，川芎9克。

【制用法】水煎服。

【功效】主治产后恶露不尽，小腹疼痛。

益母草当归汤

【配方】益母草18克，当归6克，杭白芍药9克。

【制用法】水煎服。

【功效】用于治疗产后日久，恶露不尽。

人参乌骨鸡

【配方】人参10克，净乌骨鸡1只，精盐少许。

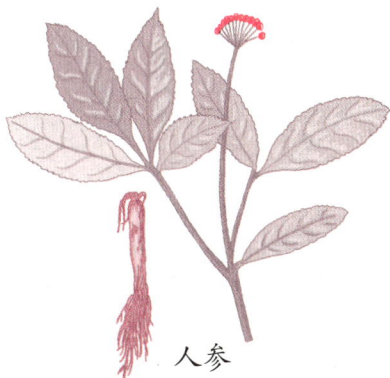

人参

【制用法】将人参浸软切片，装入鸡腹，放入砂锅内，加盐，隔水炖至鸡烂熟，食肉饮汤，日2~3次。

【功效】本方用于治疗产后气虚之恶露不尽。

生蒲黄糊

【配方】生蒲黄60克，醋适量。

【制用法】把醋煮沸，放入蒲黄调为糊状服下。

【功效】用于治疗恶露不绝。

血竭粉

【配方】血竭、当归尾、红

花、桃仁各等份。

【制用法】研末，每服3克，淡酒送下。

【功效】用于治疗产后日久，恶露不尽。

● 藕汁

【配方】藕100克，白糖20克。

【制用法】先将鲜白嫩藕榨取藕汁，冷藏备用，再将白糖兑入藕汁中，冷饮之。

【功效】本方适用于血热所致产后恶露不尽。

● 生地黄白芍阿胶方

【配方】生地黄、白芍药、阿胶各15克，栀子、黄芩、侧柏叶各10克。

【制用法】水煎服。

【功效】养阴清热，凉血固冲。用于恶露不绝量少色紫红质稠，颧红手足心热者。

备 注

心悸气短汗出口渴加党参、麦冬、五味子各15克；胸胁胀痛加郁金、香附各10克；腹痛加茜草、乌贼骨各10克。

生活宜忌

①产后未满50天绝对禁止房事。

②保持室内空气流通，祛除秽浊之气，但要注意保暖，避免受寒。若血热证者，衣服不宜过暖。

③使用垫纸质地要柔软，要严密消毒，防止发生感染。

④加强营养，饮食宜清淡，忌生冷、辛辣、油腻、不易消化的食物。

第六章

皮肤科秘方

皮肤是人体对抗疾病的第一道防线，它具有调节体温、防御微生物的侵袭等作用。但由于皮肤的自然老化；工业发展带来的副产物，如各种有毒有害的物理、化学空气污染物的增加；现代社会激烈竞争带来的精神压力等，对即使是正常的皮肤也是一种沉重的负担，这些压力会超越皮肤的自然防御能力，出现种种问题。再加之身体其他病症，使皮肤疾患表现多样而复杂，如湿疹、痱子、痤疮、脱发、白发等，下面为你介绍一些治疗皮肤科疾病的中医秘方，为你解决皮肤的烦心事儿。

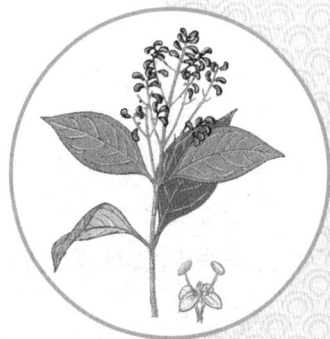

脱 发

脱发是由多种原因引起的毛发脱落的现象，生理性的如妊娠、分娩；病理性的如伤寒、肺炎、痢疾、贫血及癌症等都可能引起脱发。另外，用脑过度、营养不良、内分泌失调等也可能引起脱发。在临床上分为脂溢性脱发、先天性脱发、症状性脱发、斑秃等。中医学认为，脱发多由肾虚、血虚不能上荣于毛发，或血热风燥、湿热上蒸所致。

● 生发汤

【配方】制何首乌20～30克，生地黄、菟丝子各15～20克，当归、天麻各10克，白芍药15克，川芎6克，蛇蜕8克（无蛇蜕可用蝉蜕10克代之，效果稍逊）。

【制用法】每剂药煎3次，前1、2次煎液内服，第3次煎液洗头。每日1剂。

【功效】用于治疗青年脱发。

备 注

①头皮刺痒重者加百部、地肤子、白鲜皮各10～15克；头皮脱屑多者加白蒺藜15～20克；阴虚内热者（五心烦热或女子月经先期）加牡丹皮8克，地骨皮12克，女贞子10～15克，旱莲草10克。②治疗期间要节制房事。若有手淫不良习惯者，要纠正。并忌食辛辣刺激性食物。

● 野蔷薇汁

【配方】野蔷薇嫩枝100克，猢狲姜50克。

【制用法】将药水煎百沸，取汁刷头。

【功效】本方尤适用于病后脱发。

● 当归粉

【配方】当归、何首乌、白鲜皮、王不留行、白芷各等份。

【制用法】上药粉碎，笼蒸消毒后密封保存包装，每包10克。每晚用该药撒于头皮发根上，次日清晨梳去。每包一般可用3次。1个月为1个疗程。

【功效】用于治疗脂溢性脱发。

侧柏叶

【配方】侧柏叶若干。

【制用法】将侧柏叶阴干研细，以香油浸之。每朝蘸刷头，头发长出后，用猪胆汁入汤洗头。

【功效】本方尤适用于妇女脱发。

榧子

【配方】榧子3枚，胡桃2个，侧柏叶30克。

【制用法】将药共捣浸雪水梳头，其头发不脱落，而且光润。

【功效】本方尤适用于肾虚型脱发。

何首乌粥

【配方】何首乌30～60克，粳米100克，大枣5枚。

【制用法】用何首乌在砂锅里煎取浓汁去渣，放入粳米、大

枣，文火煮粥，将成粥时加入红糖或冰糖，再沸片刻即可，每日服用1～2次。

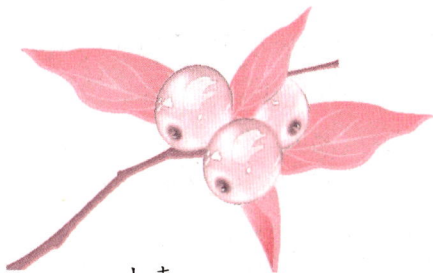

大枣

【功效】用于治疗脱发。

陈醋

【配方】陈醋200毫升。

【制用法】陈醋加水500毫升，烧热洗头，每日1次，宜常洗。

【功效】主治头发脱落、头皮痒、头屑多。

透骨草汤

【配方】透骨草45克。

【制用法】每日1剂，水煎，先熏后洗头，熏、洗各20分钟，洗后勿用水冲洗头发。连用4～12日。

【功效】祛风除湿，活血祛瘀。用于治疗脂溢性脱发。

痱 子

痱子是一种夏季常见的皮肤损害。常由外界气温增高时，汗液分泌过多而停留于皮肤表面所致。表现多为密集红色小豆疹或小疱，感染后可发展成脓疱疮。发生的部位，以头面、胸、腹、肩颈、肘窝和股部较多。有瘙痒和灼热感。

温泉精

【配方】温泉精适量。

【制用法】每天用1～2汤匙的量泡在温水中洗澡。

【功效】用于治疗痱子。

备 注

①若没有完全治好，可用半碗的水加入温泉精，浓度较洗澡时加倍，用棉花蘸液涂患处，每日早、午、晚各1次，连续4～5日后就可收到很好的治疗效果。②使用本方时忌用肥皂。

生石膏茶叶粉

【配方】生石膏50克，茶叶10克。

【制用法】共研细末，撒患处，每日1～2次。

【功效】用于治疗痱子。

生蒲黄枯矾粉

【配方】生蒲黄30克，枯矾10克。

【制用法】共研末，撒患处，每日2次。

【功效】用于治疗痱子。

苦参水

【配方】苦参60克，浮萍30克。

【制用法】水煎洗患处，每日2～3次。

【功效】用于治疗痱子。

丝瓜叶汁

【配方】鲜嫩之丝瓜叶。

【制用法】洗净，切碎，捣如泥状，用干净纱布绞挤汁液。以汁涂搽患处，每日1～2次。

【功效】用于治疗痱子、疖肿、癣等。

苦瓜汁

【配方】鲜苦瓜1个。

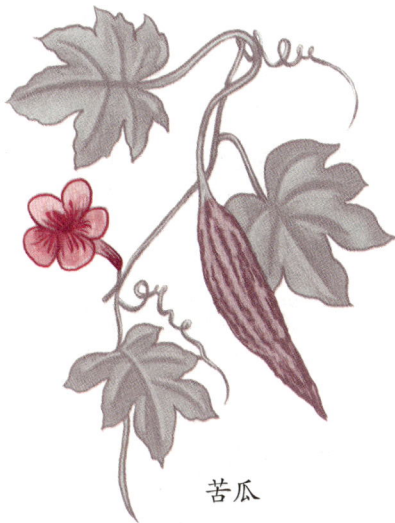

苦瓜

【制用法】将苦瓜切丝，装碗中，加食盐1撮(0.3～0.5克)，搅拌，腌制几分钟，绞汁搽患处，每日1～2次。

【功效】清热解毒。用于治疗痱子，1～2日即可见效。

花露水、酒精

【配方】花露水或酒精适量。

【制用法】以约1小酒杯的花露水（或酒精）兑5倍的凉开水，然后用棉花蘸稀释的花露水（或酒精）在患者身上擦拭一遍后，再重新擦一遍，随后用棉花将身体擦干，换上干净衣服。过两三个小时之后，再重新配制稀释的花露水（或酒精），重复擦拭；第3次间隔4小时再擦，擦了3次后，痱子随即消退。

【功效】主治幼儿痱子。

丝瓜叶黄柏粉

【配方】丝瓜叶100克，黄柏20克。

【制用法】晒干研末，撒患处，每日1～2次。

【功效】用于治疗痱子。

黄瓜片

【配方】黄瓜1根。

【制用法】洗净，切片。涂擦患处，每日洗澡后及临睡前各1次。

【功效】清热解毒。用于治疗痱子。

枇杷叶水

【配方】枇杷叶60克。

【制用法】将枇杷叶洗净，加水煎汤，加水适量洗澡。

【功效】用于治疗痱子。

冻疮

冻疮是指局部皮肤、肌肉因寒气侵袭、血脉凝滞，形成局部血液循环障碍，而致皮肉损伤的疾患。常由耐寒性差，或暴冷着热与暴热着冷等引起。多患于手、足、耳郭等暴露部位，初起局部皮肤呈苍白漫肿、麻木冷感，继则呈青紫色，或有斑块、边沿赤红、自觉灼痛、瘙痒。轻者10日左右自行消散，重者则疼痛加剧，可出现紫血疮，皮肤溃烂，一般收口缓慢，至天暖才愈。严重的有水疱，疱破后可形成溃疡，瘙痒和烧灼甚至痛感。

● 黄芪桂枝汤

【配方】黄芪、桂枝、芍药、生姜、大枣、鸡血藤、制附片各适量。

【制用法】水煎服，每日1剂。

【功效】温经散寒、活血消肿。

备注

有水疱加茯苓、乌梢蛇、苍术、玉米；病发于面部加白芷、川芎，发于上肢加片姜黄、桑枝；发于下肢加川牛膝、独活；有瘀斑肿胀加桃仁、泡山甲、当归；痛甚加细辛、晚蚕沙、乳香、葱白；麻木不仁加地龙、海风藤、全蝎；兼红肿热痛加土茯苓、红藤、败酱草、蒲公英、连翘。

● 花生皮糊

【配方】花生皮、醋、樟脑、酒精各适量。

【制用法】先将花生皮炒黄，研碎，过筛成粉末，每50克加醋100毫升调成糊状，放入樟脑粉1克、酒精少许调匀。将药敷于患处，用纱布包好固定，一般轻者2～3日可愈。

【功效】活血，消肿。用于治疗冻伤初起局部红肿发痒未溃烂者。

● 当归粥

【配方】当归20克，肉桂6

克，粳米150克。

【制用法】2味药煎浓汁去渣备用，取粳米，加水煮粥至熟，加入药汁和红糖适量，温服。

【功效】预防冻疮。

熟萝卜

【配方】萝卜适量。

【制用法】将萝卜切厚片，煮熟。敷患处，凉则换。每日数次。

【功效】用于治疗冻疮未破者。

山药泥

【配方】山药1段。

【制用法】将山药洗净，捣泥敷之，隔夜即效。

【功效】适用于冻疮每年冬季复发者。

活蟹粉

【配方】活蟹1只，蜂蜜适量。

【制用法】活蟹烧存性，研成细末，以蜂蜜调匀。涂于患处，每日更换2次。

【功效】清热解毒，疗疮排脓。用于治疗冻疮溃烂不敛。

熟大蒜

【配方】大蒜1个。

【制用法】将大蒜去皮放锅内蒸熟后取出。涂擦1~2次即可见效。

【功效】用于治疗冻疮。

鲜松针汤

【配方】鲜松针适量。

【制用法】将鲜松针水煎。浸洗患处，每日2次。

【功效】用于治疗冻疮。

山楂

【配方】鲜山楂100克。

【制用法】将山楂烧熟捣烂，敷患处。

【功效】活血散瘀。适用于新旧冻疮。

生姜

【配方】生姜1块。

【制用法】将生姜煨热，切开搽患处。每日2次。

【功效】用于治疗冻疮未溃。

痤 疮

痤疮又称粉刺，是青春期常见的皮肤病。好发于青年男女面、胸、背部的毛囊、皮脂腺的慢性炎症，多由过食肥甘厚味、脾胃虚热、内蕴上蒸、外受风邪等因素所致。该病与中医的"肺风粉刺"相类似。其临床特征是：患者颜面等处发生散在的针头或米粒大小的粟疹，或见黑头，能挤出粉渣样分泌物。

● 丹紫黄白汤

【配方】丹参20克，紫草10克，制大黄9克，白花蛇舌草20克，神曲15克。

【制用法】每日1剂，煎2遍和匀，早晚分服。

【功效】丹参活血化瘀，近代研究丹参酮抗菌消炎，有报告用以治疗痤疮；紫草凉血解毒，近代研究有抑菌消炎作用；大黄有泻火凉血、通便解毒之功；白花蛇舌草清热解毒为治疗疮疖肿毒之良药。因为以上4药均为寒凉之品，恐碍脾胃，故用神曲以保护脾胃。

备 注

①脓疱严重者加野菊花、连翘各15克，清热解毒，黄芪20克，托里排脓；痒者加蝉蜕祛风止痒；同时外涂冰片三黄散：冰片3克，川黄连、生大黄、硫黄各10克，研极细末，香油调涂之，每日2次。②不能用手挤压损害，预防感染。保持皮肤清洁，常用温水香皂洗脸，以除去油垢。少吃脂肪和糖类，忌烟酒及辛辣刺激性食物，多吃蔬菜，纠正便秘。

● 香油使君子

【配方】香油、使君子各适量。

【制用法】使君子去壳，取出种仁放入铁锅内文火炒至微有香味，晾凉，放入香油内浸泡1～2日。每晚睡前吃使君子仁3个（成人量），10日为1个疗程。

【功效】健脾胃，润燥，消积，杀虫。用于治疗面部粉刺、酒糟鼻。

备注

使君子不宜用量过大，否则可引起反胃、恶心、眩晕等不良反应。服用使君子时，不要饮茶，否则也会有上述反应。

● 白果天仙子水

【配方】白果、天仙子、赤石脂、密陀僧、硫黄、樟脑各10克，冰片3克。

【制用法】将上药中的前6味加清水2000毫升，煎至1500毫升时，澄出药液，倒入盆中，纳入冰片，先熏蒸擦洗患处，待温度适宜时泡洗双脚。每晚临睡前泡洗1次，每次40分钟，20日为1个疗程。

【功效】收湿散结，清热化瘀。主治痤疮。

● 桑白皮枇杷叶水

【配方】桑白皮、生枇杷叶各125克，冰片3克。

【制用法】将前2味加清水适量，煎煮30分钟，去渣取汁，与2000毫升开水一起倒入盆中，纳入冰片，先熏蒸擦洗患处，待温度适宜时泡洗双脚。每日早、晚各1次，每次熏泡40分钟，10日为1个疗程。

【功效】清热泻火。适用于痤疮。

● 丹参粉

【配方】丹参100克。

【制用法】将丹参研成细粉，装瓶备用。每次3克，每日3次内服。

【功效】活血化瘀，治疗痤疮。一般服药2周后痤疮开始好转，6～8周痤疮数减少。以后可逐渐减量（每日1次，每次3克），巩固疗效后，可停药。

● 丝瓜藤水

【配方】丝瓜藤水适量。

【制用法】丝瓜藤生长旺盛时期，在离地1米以上处将茎剪断，把根部剪断部分插入瓶中（勿着瓶底），以胶布护住瓶口，放置1昼夜，藤茎中有清汁滴出，即可得丝瓜藤水擦患处。

【功效】清热，润肤。用于治疗粉刺、痤疮。

疥 疮

　　疥疮是由疥螨在人体皮肤表皮层内引起的接触性传染性皮肤病。大多是因个人卫生不良，或接触疥疮患者而被传染，也有的是因风、湿、热、虫郁于肌肤而引起。一般是由手指或脚丫处发生，逐渐蔓延到全身，只有头面不易波及，其瘙痒过度，会使皮肤破裂，流出血水，结成干痂，其中有虫，日久化脓，又痛又痒，难过至极。内服可吃清热、凉血、散风、解毒的食物，外治也应同时实行。

● 花椒雄黄水

　　【配方】花椒15克，雄黄30克，胡萝卜1个。

　　【制用法】前2味研末与胡萝卜共捣烂，放入盆中，加入开水1500毫升，先用棉签醮药液擦洗患处，待药温适宜时浸泡双脚，每日2次，每次40分钟，连用3~5日。

　　【功效】杀虫解毒。用于治疗疥疮。

● 花椒水

　　【配方】苦参30克，花椒10克。

　　【制用法】将上药加清水适

量，煎煮30分钟，去渣取汁，与2000毫升开水一起倒入浴盆中，先熏蒸擦洗患处，待温度适宜时洗浴，每日早、晚各1次，每次熏洗40分钟，连用3~5日。

　　【功效】用于治疗疥疮。

● 杏仁大枫膏

　　【配方】杏仁、大枫子各49个，枯矾、樟脑、轻粉、蛇床子各9克，柏油烛90克。

　　【制用法】研末涂之。

　　【功效】用于治疗疥疮。

● 二黄三仙丹

　　【配方】雄黄、硫黄、三仙

丹各25克。

【制用法】研成粉末，用布包起来，蘸樟脑油擦在患处，3日后，即可全好，有脓的疥疮，擦过5日，也可消除。

【功效】用于治疗疥疮。

● 苦参散

【配方】苦参、槟榔各等份。

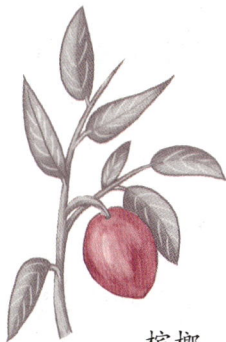
槟榔

【制用法】研末油调搽患处。

【功效】用于治疗脓疥湿热

疮疡。

● 白矾茱萸粉

【配方】白矾、白芷、吴茱萸、硫黄、川椒各等份。

【制用法】研末涂之。

【功效】用于治疗疥癣。

● 大腹子硫黄粉

【配方】大腹子15克，硫黄120克。

【制用法】研末，油调搽患处。

【功效】用于治疗疥疮。

● 荆芥地黄膏

【配方】荆芥末、生地黄各适量。

【制用法】研末调为丸，茶酒送下。

【功效】用于治疗疥疮。

雀 斑

雀斑又名雀儿斑、雀子，是指皮肤暴露部位出现的褐色或淡褐色针头至黄豆大小的斑点，多见于女性，好发于面部，也可发生于颈部及手背部，只影响人的容貌。雀斑与阳光刺激有关，夏季表现更为显著。中医学认为，本病与遗传有关，多因肾水不足、火邪郁于经络血分、复感风邪凝滞所致。

● 香菜水

【配方】香菜适量。

【制用法】洗净后加水煎煮。用香菜汤洗脸，久用见效。

【功效】主治雀斑。

备 注

在使用本方期间，不宜食用海带、可可粉、苋菜、胡萝卜、橘子、核桃、牛肝、猪肝等。因为食用后会使色素加重。

● 糯米膏

【配方】糯米30粒，生石灰半酒杯，碱面6克。

【制用法】先将碱面用温水溶化，然后倒入石灰内拌匀成泥状，再倒入另一稍大的杯中，将糯米扎入石灰泥内1/2，把石灰泥杯覆盖在潮湿地上，12小时后，糯米已熟，将上半部熟米调匀成膏。用针挑膏点涂在雀斑上。涂后稍有痒痛感，约10分钟可消失。

【功效】祛黑消斑。

● 黑牵牛粉

【配方】黑牵牛米、鸡蛋清各适量。

【制用法】将二者调匀，备用，在临睡前将调好的黑牵牛粉涂抹在脸上，晨起洗去。

【功效】本方既可除雀斑，又能保护皮肤。

● 丹参汤

【配方】丹参、浮萍、鸡血藤各30克，生地黄20克，连翘15克，红花、川芎、荆芥穗、生甘草各10克。

【制用法】水煎服。

【功效】用于治疗雀斑。

桃花蜜

【配方】桃花、冬瓜仁各等份，蜂蜜适量。

【制用法】将桃花阴干，研成细粉，冬瓜仁，研末，加入蜂蜜调匀，夜晚以此蜜敷面，每晨起洗净，每日1次。

【功效】理气活血，润养祛斑。对雀斑有效。

苍耳子粉

【配方】苍耳子若干。

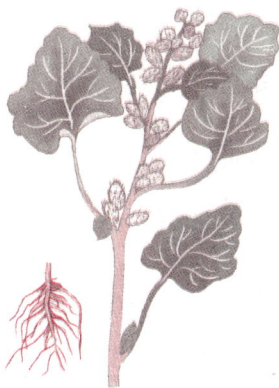

苍耳子

【制用法】将苍耳子做成粉，洗净，焙干，研成细粉，装瓶备用。每次饭后服3克，米汤送下，每日3次。

【功效】适用于因风邪袭面、气血失和而致的雀斑。

茵陈汤

【配方】茵陈20克，生地榆、老紫草、地肤子、土茯苓各15克，赤芍药10克。

【制用法】水煎服，每日1剂。

【功效】清热凉血，消斑美容。适用于雀斑。

玉容散

【配方】潮脑、藿香、密陀僧、茯苓各30克，白芷15克，玄胡粉、天花粉各3克。

【制用法】上药共为细末，每用少许，临卧时水调搽面上，次早洗去，数日姿容可爱。

【功效】主治男、女雀斑，汗斑等症。

松脂丸

【配方】松脂500克，白茯苓250克。

【制用法】研为末，炼蜜为丸，梧桐子大。每服30丸，白汤下。

【功效】用于治疗雀斑。

湿 疹

　　湿疹是一种由多种内外因素引起过敏反应的急性、亚急性皮肤病。其临床特征分别为：急性湿疹为红斑、丘疹、水疱、脓疮、奇痒等，并在皮肤上呈弥漫性发布。慢性湿疹由急性湿疹演变而来，反复发作，长期不愈。皮肤肥厚，表面粗糙，患部皮肤呈暗红色及有色素沉着，呈癣样。男女老幼皆可发病，无明显的季节性，冬季较常发生。

● 蜂蜜

　　【配方】蜂蜜适量。

　　【制用法】将蜂蜜放入1小杯水中溶化，用它来涂抹患部，每日2~3次，2~3日即可止痒，1星期后即可痊愈。

　　【功效】有效治疗湿疹，且可防伤口化脓。

备　注

　　本方是民间验方。

● 黄花菜饮

　　【配方】黄花菜鲜根（萱蓿菜）30克。

　　【制用法】水煎去渣饮服。

　　【功效】清热利湿，用于治疗湿疹。

● 绿豆饮

　　【配方】绿豆适量。

　　【制用法】煎水饮用。

　　【功效】清热解毒，清暑利湿。

● 菊花茶

　　【配方】菊花5克。

　　【制用法】开水冲泡，饮用。

　　【功效】用于治疗湿疹。

● 蝉蜕汤

　　【配方】蝉蜕、生甘草各5克，土茯苓15克，苦参、生薏苡仁、白蒺藜、地肤子、白鲜皮、焦山栀子、苍术各10克。

【制用法】水煎服，每日1剂。

【功效】清热解毒，祛风化湿。用于治疗小儿急性湿疹。

荷叶粥

【配方】粳米30克，鲜荷叶1张。

【制用法】常法煮粥，待粥煮熟时，取荷叶洗净，覆盖粥上，再微煮少顷，揭去荷叶，粥成淡绿色，调匀即可。加白糖少许食用。

【功效】用于治疗湿疹。

金银花茶

【配方】金银花15克。

【制用法】煎水，加糖适量，饮用。

【功效】用于治疗湿疹。

地榆马齿苋水

【配方】生地榆、马齿苋各10克。

【制用法】水煎200毫升，用纱布取液于患部湿敷。干后再行浸药，每日敷3～6次。

【功效】用于治疗婴儿湿疹，用于渗出液多的患儿。

冬瓜粥

【配方】粳米30克，冬瓜适量。

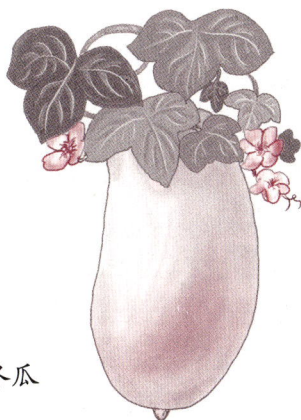

冬瓜

【制用法】加水同煮食用。

【功效】用于治疗湿疹。

米糠油

【配方】米糠适量。

【制用法】以碗1只，用粗纸（最好是韧性的纸）糊好，取细针在纸上刺无数小孔，再将米糠放上（可堆得稍高些），加炭火1小块缓缓烧，等烧至接近纸面时，将米糠拨去，勿使纸烧破，油即下入碗中，用时取油涂患处。

【功效】用于治疗湿疹。

癣

癣主要包括头癣、手癣和脚癣等。

头癣是发生于头部毛发及皮肤的真菌病。表现为头发无光泽，脆而易断，头皮有时发红，有脱屑或结痂。结黄痂致永久性秃发的是黄癣，脱白屑而不损害毛发生长的是白癣，均有传染性。口服灰黄霉素有效，还应配合剃发、清洗和患处涂药。

手癣是由于真菌侵犯手部表皮所引起的浅部真菌性皮肤病，多以足部传染而来，亦可直接发病。其临床特点是，初起紫白斑点、瘙痒，以后叠起白皮而脱屑，日久则皮肤粗糙变厚延及全手。本病入冬易皲裂疼痛。

脚癣俗称脚湿气或香港脚，是由丝状真菌侵入足部表皮所引起的真菌性皮肤病。通过与患者共用拖鞋、脚布等传染。该病流行广泛，常发生在趾间或足底，表现为足趾间糜烂发白，奇痒难忍，抓破后露出红润面，常继发感染，可分为干性和湿性两种。干性主要表现为皮肤干燥、脱皮，冬季易皲裂。湿性主要表现为脚趾间有小水泡、糜烂、皮肤湿润、擦破老皮后见潮红，并渗出黄水。干性和湿性都会奇痒，两者也可能同时存在，一般为反复发作，春夏加重，秋冬减轻，常有继发感染引起疼痛、发热。中医学认为，其病因多为湿热下注，或因久居湿地染毒所致。

● 藿香正气水

【配方】藿香正气水1瓶。

【制用法】置患足于温热水中浸泡洗净，擦干，再将藿香正气水涂于趾间患处，早、中、晚各1次。5日为1个疗程。

【功效】治足癣。

● 雄鸡睾丸

【配方】雄鸡睾丸。

【制用法】把雄鸡睾丸一端切开少许，以暴露的横断面轻轻摩擦癣处，一颗可用2~3日，可贮放冰箱，以免腐化。如此每日摩擦4~5次，连续使用鸡睾丸3

颗，即能发生效力。

【功效】主治各种癣。

醋浸皂刺花椒方

【配方】皂角刺30克，花椒25克，食醋250毫升。

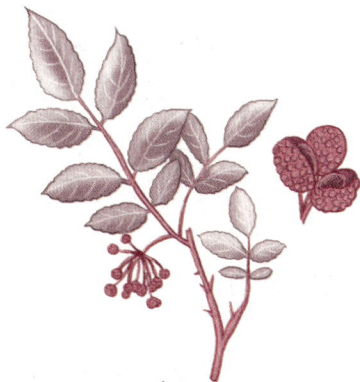
花椒

【制用法】将前2味放入食醋内，浸泡24小时即成。外用泡手脚，每晚临睡前泡10~20分钟。

【功效】清热解毒，止痒。适用于手足癣。

葛根粉

【配方】葛根、白矾、千里光各70克。

【制用法】烘干研为细末，密封包装每袋40克。患者每晚取药粉1袋倒入盆中，加温水3000毫升混匀，浸泡患足20分钟，7日为1个疗程。

【功效】主治足癣。

马料豆油

【配方】黑豆适量。

【制用法】用长形铁皮桶装满豆粒，两头盖封，一头铁盖上钻小孔若干，用细铁丝缚定斜向悬架，于炭火盆上烧灼，有孔一头向下，下接以碗，黑豆烧灼后有油滴下，色如胶漆，这就是马料豆油，用来涂擦患部，有效。

【功效】主治各种癣。

鸡蛋

【配方】鸡蛋1个。

【制用法】取1个新鲜鸡蛋，打破后将其薄膜块撕下，贴在洗净的足癣破溃处，保留12小时。一般连续贴3~5次可治愈。如果在贴蛋膜前，用淘米水浸泡患脚数分钟，效果更佳。

【功效】主治足癣。

皂角

【配方】大皂角4条，陈醋240毫升。

【制用法】将大皂角连籽打碎，入醋内煎开熏手，如痒先熏后洗，如痛单熏不洗。

【功效】豁痰祛风，杀虫散结。用于治疗脚癣和灰指甲、痛肿、疥癣。

丝瓜叶汤

【配方】丝瓜叶20克，苍耳叶15克，土茯苓30克。

【制用法】水煎服，日服1～2次。

【功效】用于治疗脚癣。

冬瓜皮汤

【配方】冬瓜皮（干者为佳）50克。

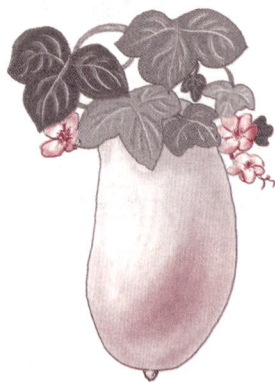

冬瓜

【制用法】熬汤，趁热先熏

后洗，每日1次。

【功效】适用于足癣顽固不愈之患者。

紫荆皮汤

【配方】紫荆皮100克。

【制用法】将药打为粗末，加水煎煮30分钟，用药液浸泡患部30分钟。每日2次。连续浸泡3日可治愈。

【功效】用于治疗手癣。

马蜂窝汤

【配方】马蜂窝6克，白蒺藜30克，何首乌15克。

【制用法】水煎服，日服2次。

【功效】用于治疗脚癣。

醋煮侧柏叶

【配方】鲜侧柏叶250克，醋500毫升。

【制用法】将鲜侧柏叶用醋煮沸，冷却即成。取其敷于患处，每日1次，每次20分钟，1周为1个疗程。

【功效】凉血解毒。适用于

手足癣。

川楝子汤

【配方】川楝子18克，浮萍、荷叶各30克，甘草10克。

【制用法】水煎服，每日服2次。

【功效】用于治疗脚癣。

地骨皮白矾水

【配方】地骨皮30克，白矾15克。

【制用法】将地骨皮、白矾同时放入盆中，加沸水2000毫升，盖严闷10分钟，趁热先熏再浸泡患处，约30分钟，每日1次。阴虚内热，舌红少苔者，在外洗的同时用生地黄20克，水煎内服，每日2次，疗效更佳。

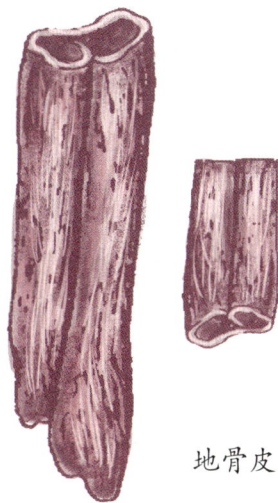

地骨皮

【功效】主治手癣。

生活宜忌

①注意保持皮肤干燥、卫生。
②不用公共浴巾、拖鞋等。

带状疱疹

带状疱疹是一种由病毒引起的皮肤病，可发生于身体任何部位，但以腰背为多见。患者感染病毒后，往往暂不出现症状，病毒潜伏在脊髓后根神经节的神经元中，在机体免疫功能减退时才引起发病，如感染、肿瘤、外伤、疲劳及使用免疫抑制剂时等。本病好发于三叉神经、椎神经、肋间神经和腰骶神经的分布区，初起时患部往往有瘙痒、灼热或痛的感觉，有时有全身不适、发热、食欲不振等前驱期症状，随后有不规则的红斑、斑丘疹出现，很快演变成绿豆大小的集簇状小水疱，疱液澄清，周围绕以红晕。数日内水疱干涸，可有暗黑色结痂，或出现色素沉着；与此同时不断有新疹出现，新旧疹群依神经走行分布，排列呈带状；疹群之间皮肤正常。有些患者皮损完全消退后，仍可留有神经痛，多数患者在发病期间疼痛明显，少数病人可无疼痛或仅有轻度痒感。中医学认为，本病的发生多因情志内伤、肝郁气滞、日久化火而致肝胆火盛，外受毒邪而发。中医属"缠腰火丹""缠腰龙""蜘蛛疮"范畴。

● 马齿苋膏

【配方】新鲜马齿苋100克。

【制用法】将新采的鲜马齿苋洗净、切碎、捣成糊状涂敷患处，日换1～2次。如已破溃用野菊花煎汤洗净后再敷药。

【功效】本品具有清热解毒、凉血消肿之功效，对热毒疮疡内服外敷均佳，故用以治疗本病亦有良效。

备 注

①如已破溃者加黄连粉10克同敷。②疱疹切勿刺破，以防继发感染。

● 龙胆草粉

【配方】龙胆草、当归、王不留行各等份。

【制用法】将龙胆草、当归粉碎后过120目筛，每次内服4克，每日3次。同时王不留行用文火炒黄研细末，用麻油调匀，每日3次。敷患处。

【功效】主治带状疱疹。

艾灸

【配方】艾绒条、二味拔毒散（雄黄、白矾各等份）。

【制用法】围绕红肿及簇集水疱群的周围皮肤，用艾绒条点灸，每隔1~2厘米点灸一下，每日点灸1次。再在患处外敷二味拔毒散，每日1次。

【功效】用于治疗带状疱疹。

老茶树叶粉

【配方】老茶树叶适量。

【制用法】将茶树叶晒干，研细，以浓茶汁调和。涂患处，每日2~3次。

【功效】清热，利尿。用于治疗带状疱疹。

豆腐皮粉

【配方】豆腐皮30克。

【制用法】焙干研末。麻油调涂。每日1~3次。

【功效】用于治疗腰、肩、胸胁部疱疹。

当归粉

【配方】当归50克。

【制用法】研成细末。每次服1克，日4次。

【功效】用于治疗带状疱疹。

马铃薯泥

【配方】马铃薯500克。

【制用法】捣如泥。涂敷患处。日2~4次。

【功效】用于治疗带状疱疹。

菊花叶汁

【配方】菊花叶适量。

【制用法】将菊花叶洗净，捣汁，调白酒抹患处。

【功效】清热解毒。用于治疗带状疱疹。

青蒿汤

【配方】青蒿草半斤（1次

量)。

【制用法】将青蒿草煎汤洗患处，每日洗3次。

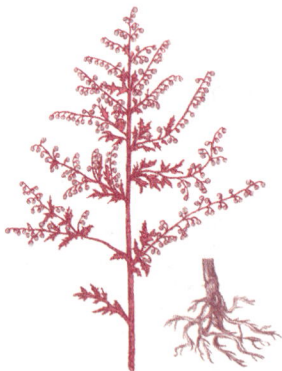

青蒿

【功效】清热凉血。治疗带状疱疹。

番薯叶泥

【配方】鲜番薯叶100克，冰片少许。

【制用法】共捣如泥，敷患处。每日2次。

【功效】用于治疗带状疱疹。

黄瓜叶泥

【配方】鲜黄瓜叶100克。

【制用法】捣如泥，涂敷患处，每日2次。

【功效】用于治疗带状疱疹。

生活宜忌

①宜多吃蔬菜。多吃具有清热解毒、滋阴退火作用的水果和新鲜蔬菜，如苹果、西瓜、青菜、冬瓜、苦瓜等。

②慎食发物。慎用蟹、虾、鸡、羊等发物，以免加重病情，延长病程。

③忌食辛辣食物。患病期间忌葱、蒜、辣椒、胡椒等温热刺激性食物，并忌酒类、浓茶和咖啡，以免加重症状。

第七章

美容科秘方

健康和美丽是每个人追求的目标，尤其是女人，不管我们现在处于哪个阶段，清纯的少女，美丽的少妇，年轻的妈妈，还是过不惑之年的妈妈，都是美丽的，都应该为美丽而奋斗。美丽是经久不衰的，它不仅仅是拥有精致的五官，还包括窈窕的身材，她是由内而外自然折射出来的光芒、魅力。本章为你精心挑选了一些减肥轻身、祛斑洁面、润发香发、润肤白面、洁齿白牙等中医秘方，助你做永开不败的美丽女人花。

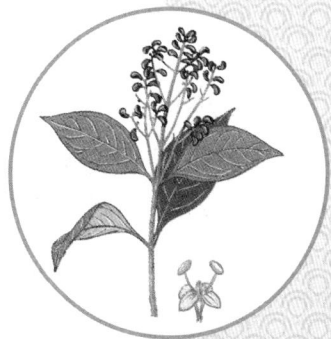

润肤白面方

润肤白面方是指具有柔润皮肤、白皙面部作用的一类方剂。其作用机制为温通活血，祛风散寒，香泽膏润，白皙皮肤。

使用润肤白面方时应尽量避免风吹日晒。

● 栗子炖白菜

【配方】栗子（去壳）、白菜各200克，鸭汤、调味品各适量。

【制用法】栗子切成2半，用鸭汤将栗子煨熟透，再放入白菜及调味品炖熟即可食用。

【功效】栗子健脾肾，白菜补阴润燥，常食滋阴补虚，可改善因阴虚所至面色黑黄，并可以消除皮肤黑斑和黑眼圈。

● 梨汁白菊花

【配方】白菊花、白果、白蜜各31克，人乳、白酒酿各半盅，梨汁半碗。

【制用法】将白菊花、梨汁、白酒酿蒸浓汁，再将白果捣烂，和蜜、乳研在一处，卧时搽面，次日早上洗去，颜如童子。

【功效】白润皮肤，效果颇佳。

● 橘皮瓜子桃花粉

【配方】橘皮、白瓜子各3份，桃花4份。

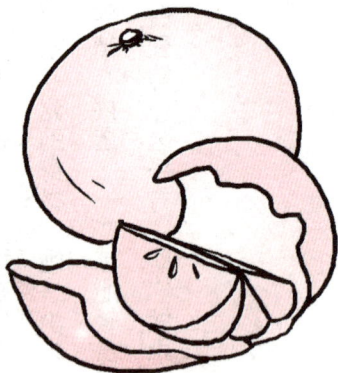

橘皮

【制用法】共捣筛为末；饭后用酒送服1汤匙（约1克）。

【功效】祛瘀活血，白嫩皮肤。

● 冬瓜膏

【配方】冬瓜1个。

【制用法】去青皮，肉、

瓤、子均用。瓜肉切片，以酒1升半，水1升，同煮烂，用竹筛滤去渣，再以布滤过，熬成膏，入蜜500克再熬，稀稠得所，以新棉再滤过，用瓷器盛。用时取粟子大，以唾液调涂面上，用于擦面。

【功效】润肤白面，适用于颜面不洁，苍黑无华。

米醋

【配方】米醋适量。

【制用法】先用香皂或洗面奶洗脸，再用加醋的温水洗脸，然后用清水洗干净。常洗有效。洗脸时要紧闭双眼，以免伤害眼睛。

【功效】养颜嫩肤。适用于皮肤粗糙。

陈醋蛋清面膜

【配方】鸡蛋1个，陈醋适量。

【制用法】先将鸡蛋浸于陈醋中72小时，待蛋壳变软后取出鸡蛋，取蛋清备用。每晚用软毛刷将蛋清均匀涂于面部，次日早晨用温水洗净。

【功效】润肤增白，除皱。

适用于面部黑斑、消除粉刺。

甘油米醋

【配方】甘油1份，米醋5份。

【制用法】先将以上2味混合，涂擦皮肤。每日2～3次，久涂有效。

【功效】养颜嫩肤。适用于皮肤粗糙、黝黑。

蜂蜜醋

【配方】蜂蜜20克，醋20毫升。

【制用法】将上2味加温开水冲服。每日服2～3次，久服效佳。

【功效】养颜嫩肤。适用于皮肤粗糙、黝黑。

桂圆肉泡酒

【配方】白酒1瓶，桂圆肉100克。

【制用法】将桂圆肉泡在酒瓶内封存1个月后可饮。

【功效】充养肌肤，滋养面容，效果颇佳。

洁齿白牙方

　　洁齿白牙方是指具有使牙齿洁白莹净作用的一类方剂。其作用机理为祛风清热，芳香避秽，洁齿涤垢。

　　使用洁齿白牙方时，应经常漱口、刷牙，保持口腔清洁卫生，并积极治疗牙齿及口腔各种疾患。避免大量吸烟、饮酒、喝茶、食糖等。

民间秘方

● 白矾粉

　　【配方】白矾适量。

　　【制用法】研细，用牙刷蘸此粉刷牙。

　　【功效】除烟黄，白牙。

● 小苏打牙膏

　　【配方】盐、小苏打各等份。

　　【制用法】将盐、小苏打调成牙膏，每周用1～2次。

　　【功效】使牙齿洁白。

● 浓茶

　　【配方】茶叶（红、绿、花茶均可）。

　　【制用法】开水冲泡，以浓为佳。漱口。

　　【功效】去油污，爽口腔，除杂滓。可使口腔清爽，提神醒脑。

● 陈醋

　　【配方】老陈醋1瓶。

　　【制用法】每晚刷牙前，含半口食醋，让醋在口腔里蠕动2～3分钟，然后吐出，再用牙刷刷牙（不用牙膏），最后用清水漱净。一般2～3日见效，最多进行8次。

　　【功效】除牙垢、牙结石。

● 寒水石散

　　【配方】寒水石、白石英、石膏各30克，细辛、朱砂、沉香各15克，川升麻、钟乳各30克，人工麝香、丁香各0.3克。

　　【制用法】诸药捣细过筛为

散，研令匀。每日早晨及夜间用以揩齿。

【功效】令齿光白。

升麻粉

【配方】升麻15克，白芷、藁本、细辛、沉香各1克，寒水石（研）2克。

【制用法】药为末，每用先以温水漱口，再以本药擦之，能洁齿白牙。

【功效】令齿香而光洁。

盐杏仁膏

【配方】盐（烧过）120克，杏仁(烫浸去皮尖)30克。

【制用法】将药研成膏，每用揩齿。

【功效】使牙齿白净，防龋。

减肥轻身方

减肥轻身方是指具有消脂减重，使身体轻灵、健美的一类方剂。其作用机制为健脾化湿、祛痰、利水、通腑、温阳、逐瘀。

使用减肥轻身剂时，应适当控制饮食，加强劳动锻炼，以巩固治疗效果。

● 山楂芍药茶

【配方】黄芪15克，山楂、柴胡各12克，芍药6克。

【制用法】以6碗水煎成4碗，作为1日的饮用量。

【功效】去脂消积，增强免疫力。

备 注

健康而不肥胖者可以每星期饮用1～2服，身体较弱者不宜多喝，以免刮胃损筋骨。

● 郁金根茎汤

【配方】郁金根茎50克。

【制用法】将郁金根茎放入500毫升的温水中煎煮30分钟，作为1日的用量。

【功效】减肥，对便秘、

肩膀僵硬、疲劳有很好的治疗效果。

● 何首乌汤

【配方】何首乌、泽泻各20克，淫羊藿、黄芪、生山楂、莱菔子、花生壳各30克，白术、防己各15克。

【制用法】水煎服，每日1剂，饭前喝1碗，喝后再吃饭，可减少饭量，连服2个月以上。

【功效】温阳化脂，健脾益气，利水减肥。用于治疗各型肥胖症。

● 大头菜水

【配方】大头菜。

【制用法】水煎，代茶频饮。

【功效】用于治疗肥胖症。

保健减肥茶

【配方】茶叶、山楂、麦芽、陈皮、茯苓、泽泻、六神曲、夏枯草、炒黑牵牛子、炒白牵牛子、赤小豆、莱菔子、决明子、藿香各适量。

【制用法】共研粗末，每次用6～12克，泡开水代茶饮。15日为1个疗程。

【功效】利尿除湿，降脂降压，减肥。用于治疗高血压、高血脂的肥胖患者。

饭前吃水果

【配方】各种水果不限。

【制用法】饭前30～45分钟先吃一些水果或饮用1杯果汁。

【功效】降体重，减肥。

三花减肥茶

【配方】玫瑰花、茉莉花、玳玳花、川芎、荷叶各等份。

【制用法】每次1包，放置茶杯内，用80℃～100℃开水冲泡（不要放在保温杯内，杯中温度不宜过高过长），饮2～3次，一般在晚上服。如减肥效果不显，可早、晚各饮1包。

【功效】宽胸利气，祛痰逐饮，利水消肿，活血养胃，降脂提神。治肥胖症。

黑白牵牛子丸

【配方】黑牵牛子、白牵牛子各10～30克，炒决明子、泽泻、白术各10克，山楂、制何首乌各20克。

【制用法】将上药碾为细末，炼蜜为丸，如梧桐子大，早晚各吞服20～30粒。

【功效】消食化瘀，减肥去脂。

乌龙茶

【配方】乌龙茶3克，槐角、冬瓜皮各18克，何首乌30克，山楂肉15克。

【制用法】将后4味中草药共煎，去渣，以其汤液冲泡乌龙茶。代茶饮用。

【功效】消脂减肥。适于肥胖患者饮用。

祛斑洁面方

祛斑洁面方是指具有祛除各种色斑，使面部洁净光润的一类方剂。其作用机制为内以理气活血，疏肝清热，宣肺补肾，外以祛风活血，清热解毒，祛斑莹肌。

使用祛斑洁面方应尽量减少或避免强烈日光照射，少吃辛辣燥热之物，保持心情舒畅。

● 黑牵牛子面膜

【配方】黑牵牛子、蛋白各适量。

【制用法】将黑牵牛子研成粉末，加入蛋白，睡前涂于脸上，翌晨洗去，连续1个星期。

【功效】可消除雀斑。

备 注

如以李子的种子代替牵牛花的种子，效果是一样的。

● 消石灰糯米糊

【配方】消石灰、木灰各100克，糯米20粒。

【制用法】将消石灰、木灰用水调成泥状，其间纵植糯米，加热蒸24小时，糯米即成透明状，以竹筷子挑出，放于木板上，并调成糊状贴于面部。

【功效】主治黑斑，有止痛止痒的功效。

● 茯苓膏

【配方】白茯苓、蜂蜜各适量。

【制用法】将茯苓研成细粉，加少许蜂蜜搅拌调成膏状。每晚洗脸后以膏涂面，次晨洗去。

【功效】去面黑，消雀斑。用治面色暗黑、雀斑。

● 醋浸白术

【配方】醋500毫升，白术50

克。

【制用法】用醋浸泡白术7日。以醋涂擦面部，日数次，应连续使用。

【功效】消斑洁面。用治黑斑、雀斑。

香菜水

【配方】香菜（即芫荽、胡荽带根的全草）适量。

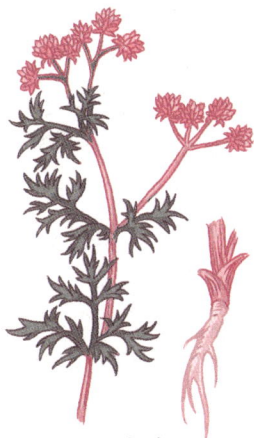

芫荽

【制用法】洗净后加水煎煮。用香菜汤洗脸，久用见效。

【功效】用于治疗雀斑。

杏仁蛋清面膜

【配方】杏仁、鸡蛋清、白酒各适量。

【制用法】杏仁浸泡后去皮，捣烂如泥，加入蛋清调匀。每晚睡前涂搽，次晨用白酒洗去，直至斑退。

【功效】杏仁含杏仁甙、脂肪油、杏仁油及葡萄糖等，蛋清含多种维生素、烟酸，都有促进皮脂腺分泌，滋润皮肤之作用。适于治面部黑褐斑及面暗无光泽。

生杏仁面膜

【配方】生杏仁、鸡蛋清各适量。

【制用法】生杏仁去皮，捣以鸡蛋白和，如煎饼面，入夜洗面干涂之，第二天早上以水洗之。

【功效】用于治疗面上雀斑。

蜂蜜

【配方】蜂蜜（以天然的未经加工的为佳）。

【制用法】搅匀。涂于斑点处。

【功效】蜂蜜含有蛋白质、多种矿物质、天然香料、色素、有机酸、多种酶、多种维生素等，对治疗面部皮肤粗糙、黄褐斑、老人斑有一定的作用。

悦颜去皱方

悦颜去皱方是指具有悦泽容颜、除去皱纹作用的一类方剂。其作用机制为内服补益气血，调理脏腑；外用疏通经络，营养肌肤。

悦颜去皱方的外用品多具有一定化妆作用，须注意其颜色的调配，使用时，一般先试洗或涂一小块于不显著部位，以防过敏反应。悦颜去皱应以补益气血、滋养脏腑为主，不能只偏重于外用品的使用。

民间秘方

● 美容保元汤

【配方】活鲤鱼1条（约500克重），牛肉250克，大猪蹄1个，生山楂50克，小枣10枚。

【制用法】先将鱼洗净去鳞去内脏，把牛肉洗净剁馅，猪蹄洗净去毛，山楂、小枣去核；然后加2升水，倒入上述5种东西，用小火熬一天，去掉渣子，留取清汤，再冰镇一夜。第二天早晨去掉汤上浮油，再加热；然后分成3小碗，早、中、晚各服1碗。

【功效】可使皮肤美白去皱，防癌，补气消食。

备　注

本方是清朝乾隆年间太医刘良玉向御膳房进献的保元汤药。

● 雄黄朱砂面膜

【配方】雄黄（研）、朱砂（研）、白僵蚕各30克，珍珠（研末）10枚。

【制用法】上4味共粉末，以面脂和胡粉，纳药和搅，涂面，作妆，晓以醋浆水洗面讫，乃涂之，夜常涂之勿绝。

【功效】悦泽面，30日如凝脂，50岁人涂之，面如弱冠。

● 大猪蹄胶

【配方】大猪蹄1具。

【制用法】净治如食法，以水1000毫升，清浆水500毫升，煮成胶，洗面或与澡豆和后涂面，且用浆水洗。

【功效】使面皮紧密，去老皱，令人光净。

桃仁蜜

【配方】桃仁（烫浸去皮尖、研如泥）不拘多少。

【制用法】用研烂之桃仁加蜜少许，用温水化开，涂摩面部，后用玉霄膏涂贴。

【功效】活血润肤，去皱益颜。

栗子皮蜜

【配方】栗子上薄皮。

【制用法】共研为末，用蜜调和，涂面。

【功效】活血，润肤，展皱。

鲜芦笋汁

【配方】鲜芦笋1枝，胡萝卜、苹果、芹菜各100克，柠檬汁20毫升。

【制用法】芦笋、胡萝卜、苹果、芹菜洗净，切碎，榨汁去渣与柠檬汁混合搅拌匀。

【功效】容颜养肤，抗皱增白。

莲子汤

【配方】莲子、芡实各30克，薏苡仁50克，龙眼肉8克，蜂蜜适量。

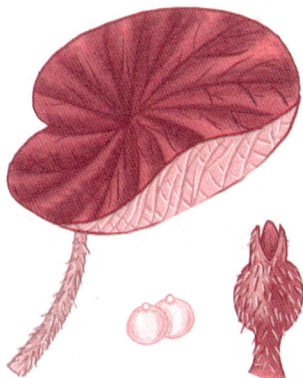

芡实

【制用法】各药加水煮1个小时后食用。

【功效】消除皱纹，白面美容。

桃花汤

【配方】桃花、荷花、芙蓉花各等量。

【制用法】春取桃花，夏取荷花，秋取芙蓉花，冬取雪水煎3花为汤，频洗面部。

【功效】活血，润肤，去皱。

润发香发方

　　润发香发方是指具有使毛发润泽芳香作用的一类方剂。其作用机制为内以滋补肝肾，补血填精、荣养髭发，外以疏风清热，除垢洁发，香散润泽。

　　润泽毛发，关键在于保持人体脏腑气血旺盛，经络畅通。使用润发香发方时，应常梳发、洗发，保持头发清洁卫生。

菩提树玫瑰水

　　【配方】菩提树汁75毫升，玫瑰水50毫升，甘油45克，精制火油45毫升，柠檬油30滴。

　　【制用法】上药调和至匀，涂发。

　　【功效】使发光润，馨香宜人。

何首乌汤

　　【配方】何首乌20克，枸杞子15克，大枣6枚，鸡蛋2枚。

　　【制用法】将药物与鸡蛋同煮至熟，去药渣后食蛋饮汤。每日1剂，连服10～15日。

　　【功效】滋阴补肾，有乌须发之效。

猪胆汁水

　　【配方】猪胆1枚。

　　【制用法】取汁倾水中，以水洗头。

　　【功效】清热祛风，润发生辉，洗发后，自然如漆光泽。

菟丝子粥

　　【配方】菟丝子、茯苓、黑芝麻各15克，白莲肉10克，紫珠米100克，精盐适量。

　　【制用法】将以上药物洗干净，与紫珠米加适量的水，在旺火上煮开后，移至微火上煮成粥，加少许精盐食用。

　　【功效】滋阴补肾，乌发美发。

● 黑豆雪梨汤

【配方】黑豆30克，雪梨1～2个。

【制用法】将梨切片，加适量水与黑豆一起放锅内旺火煮开后，改微火烂熟。吃梨喝汤，每日2次，连用15～30日。

【功效】滋补肺肾，为乌发佳品。

● 桑葚黑芝麻丸

【配方】桑葚（或桑叶）、黑芝麻各适量。

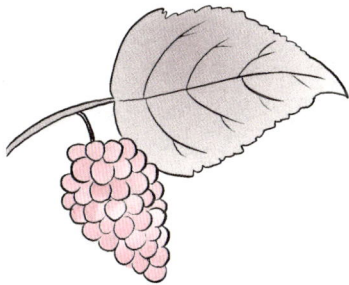

桑葚

【制用法】取适量桑葚或桑叶洗净，晒干，研末与4倍的黑芝麻粉拌匀，贮存于瓶中；用时取桑麻粉适量，加入蜂蜜，揉成面团，再分成约10克重的小丸。每日早、晚各服1丸。

【功效】乌发养发。

● 芝麻粉

【配方】芝麻、白糖各适量。

【制用法】将黑芝麻洗净晒干，用文火炒熟，碾磨成粉，配入等量白糖，装到瓶中，随时取食。早、晚用温水调服2羹匙。也可冲入牛奶、豆浆或稀饭中随早点食用，或作馅蒸糖包，也可做芝麻盐烧饼。

【功效】养血润燥，补肝肾，乌须发。

● 杏仁乌麻子汁

【配方】杏仁、乌麻子各适量。

【制用法】两味共捣，以水煎滤取汁。

【功效】用之沐发，可治头发不润。